Les bienfaits du toucher

Tiffany Field

Les bienfaits du toucher

Traduit de l'anglais (États-Unis)
par Françoise Bouillot

PAYOT

TITRE ORIGINAL :
Touch

INTRODUCTION

Quelqu'un a dit un jour que la recherche est une affaire personnelle, que nous étudions les problèmes qui ont pour nous une résonance particulière. C'est la pure vérité dans mon cas. J'ai commencé à m'intéresser à la question des enfants prématurés voici des années, lorsque ma fille est née avec plusieurs semaines d'avance. J'ai ensuite persisté dans cette voie en choisissant la recherche sur les prématurés comme thème de ma thèse en psychologie. J'ai poursuivi cette recherche jusqu'à ce jour, alors que ma fille est plus grande que moi, grâce notamment à la thérapie par le toucher que je lui ai administrée.

Une fois que les prématurés sont hors de danger, ils passent du service de soins intensifs à ce que l'on appelle l'unité de croissance, où ils doivent prendre suffisamment de poids avant d'être rendus à leurs parents. Nous avons d'abord essayé de faire grossir des nourrissons prématurés en leur donnant des tétines au cours de séances d'alimentation artificielle par intubation. Puis, grâce aux recherches de notre collègue, le Dr Gene Anderson, qui suggérait qu'un agneau à qui l'on donne une tétine à sucer alors qu'il est intubé a de meilleures chances de survie que ceux qui n'ont pas de tétine [1], nous avons essayé les tétines avec des bébés prématurés. Nous avons trouvé que les bébés qui suçaient une tétine pendant l'intubation prenaient davantage de poids, nécessitaient une intubation moins longue, avaient de meilleurs scores sur les échelles de test neurologiques et comportementales, et quittaient l'hôpital plus tôt, ce qui impliquait des frais hospitaliers moins élevés [2].

À l'époque où nous avons mené cette étude, nous pensions que les bébés munis de tétines avaient peut-être gagné plus de poids parce qu'ils dormaient davantage et dépensaient donc moins de calories en étant moins actifs. Mais ils étaient en fait tout aussi actifs et ne dormaient pas plus que les autres. Si nous ne savions pas *pourquoi* la tétine marchait, le fait est qu'elle marchait, et nous avons émis l'hypothèse qu'en stimulant chez ces enfants un plus grand nombre de zones corporelles, nous pourrions obtenir un gain de poids supplémentaire. Certains chercheurs avaient déjà tenté d'administrer aux bébés une thérapie par le toucher, mais ceux-ci n'avaient montré aucun gain de poids, peut-être parce que ces chercheurs les touchaient trop légèrement et que les bébés ressentaient ce contact comme un chatouillis désagréable. Nous avons entrepris de masser les bébés de la tête aux pieds (sauf sur la poitrine et le ventre ; ils refusaient qu'on les touche à cet endroit, sans doute parce que c'était celui où ils avaient été intubés et qu'ils avaient appris à le reconnaître comme un point sensible). Les bébés ayant reçu des massages prirent 47 % de poids supplémentaire par rapport aux autres, soit un gain significatif[3].

Au même moment, notre collaborateur, le Dr Saul Schanberg de Duke University, menait des études sur les mères souris et leurs petits. Il s'aperçut que les petits se portaient mal – au point d'en mourir – lorsqu'ils étaient privés de contact avec la langue de leur mère[4] (le léchage est le premier contact physique qu'établissent les souris avec leurs petits). Une autre collègue, le Dr Jeannie Brooks-Gunn, rapporta ces remarquables résultats à Jim Burke, chercheur chez Johnson & Johnson ; celui-ci nous invita à partager nos résultats avec sa compagnie, qui venait de lancer une campagne sur le lien mère-enfant. Jim Burke comprenait le pouvoir guérisseur du toucher et déclarait qu'à ses yeux, le toucher affectueux pouvait non seulement sauver le monde de la maladie, mais aussi de la guerre. Cette vision était partagée par plusieurs de ses collègues, notamment Bob Rock, qui avait dirigé des tables rondes sur le toucher, et Jim Dettre, qui avait contribué à lancer les recherches sur ce sujet. Le célèbre pédiatre T. Berry Brazelton et son proche collaborateur Ed Tronick se montrèrent également très enthousiastes vis-à-vis de ce type de recherche. Ils participèrent à plusieurs rencontres pour concevoir le premier institut de recherche sur le toucher créé dans le monde.

Bien que le toucher soit l'organe le plus étendu (la peau étant l'organe du corps le plus important par sa masse), il reste le plus ignoré et le plus négligé en matière de recherche. Diverses institutions étudient la vision, l'ouïe, l'odorat et le goût, mais désormais, grâce au travail pionnier de Jim Burke et Julia Freedman, ainsi qu'à un financement de la part de diverses agences fédérales et de compagnies privées, nous avons implanté des instituts de recherche sur le toucher, conçus comme des facultés pluridisciplinaires et pluriuniversitaires, sur quatre sites distincts (l'Université de Paris, le Philippines Medical Center, et les facultés de médecine de l'UCLA et de Miami). À ce jour, ces instituts ont mené quatre-vingt-treize études sur le toucher et les thérapies par le toucher.

Si les nombreux avantages thérapeutiques du toucher apparaissent chaque jour davantage – abaissement du stress et de l'anxiété et de leurs manifestations comportementales et biochimiques, effets positifs sur la croissance, les ondes cérébrales, le rythme cardiaque et même le système immunitaire –, nous avons toujours ce problème de l'évitement du contact dans notre société. Une étude menée dans les écoles maternelles américaines a révélé que les enfants de moins de cinq ans y sont touchés moins de 12 % du temps, même dans les écoles pilotes [5]. Si le contact tactile est aussi crucial pour la croissance, le développement et la santé que les études tendent à le montrer, notre société se trouve confrontée à un problème à la fois grave et déjà ancien qu'il nous faut à tout prix surmonter.

Ce livre sur l'importance du toucher et de la thérapie par le toucher pour notre santé, notre développement, notre bien-être et le bien de notre culture se veut une contribution à cet objectif. Les trois premiers chapitres s'intéressent à la sociologie et à l'anthropologie du toucher, ainsi qu'à ses propriétés psychiques et physiques fondamentales. Les cinq chapitres suivants décrivent la recherche récente sur la valeur des thérapies par le toucher pour de nombreuses pathologies, qu'il s'agisse d'asthmatiques, d'enfants autistes ou de patients atteints de cancer ou souffrant de troubles de l'alimentation.

Notre recherche sur les bénéfices du toucher et de la thérapie par le toucher a été le point de départ de ce livre. Il s'agissait avant tout de partager un savoir expérimental sur le rôle que joue le toucher dans notre vie et de tenter d'inverser la tendance au contact minimum qui nous empêche d'en éprouver tous les bénéfices.

Des médecins me demandent régulièrement quels sont les effets à long terme des massages thérapeutiques. Je leur réponds que l'on ne peut pas plus espérer des effets à long terme en arrêtant les massages qu'en arrêtant un régime alimentaire. Comme c'est le cas pour le régime et l'exercice, nous avons tous besoin de notre dose quotidienne de toucher.

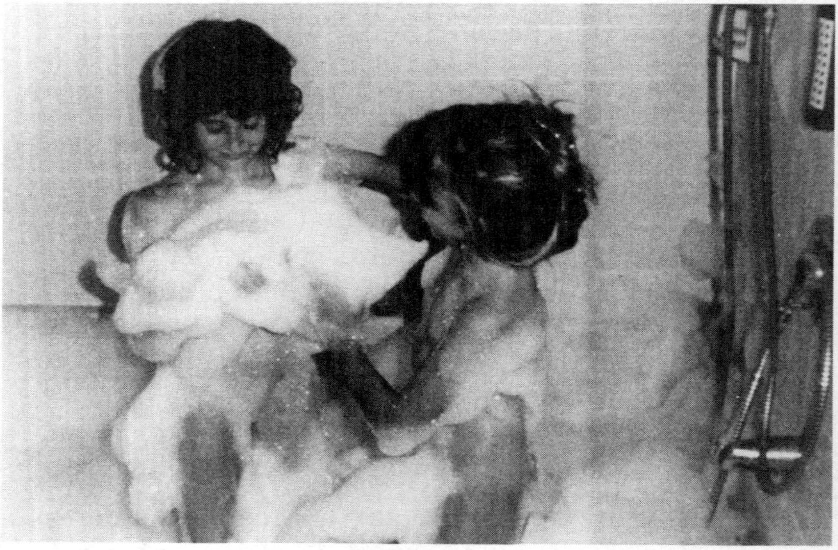

CHAPITRE PREMIER

Le besoin de toucher

Tana a été élevée dans un orphelinat roumain. Lorsque des travailleurs sociaux l'ont trouvée, à l'âge de sept ans, elle n'avait que la peau sur les os et pesait la moitié du poids normal d'un enfant de son âge [1]. En voyant son état et celui des autres enfants de l'orphelinat, ils eurent le sentiment que l'on avait joué un tour bien cruel à ces petits survivants. Les enfants étaient si nombreux, et l'orphelinat manquait à tel point de personnel, que Tana et ses camarades avaient passé l'essentiel de leur vie dans un lit et n'avaient été touchés et tenus qu'au cours des procédures élémentaires de soin. À peine capables de marcher sur leurs jambes minces comme des allumettes, les enfants contemplaient en silence ces nouveaux thérapeutes spécialistes des massages, et clignaient des yeux sous leur toucher. Mais au bout de plusieurs mois de bonne nutrition et de massages thérapeutiques, Tana, comme les autres enfants ayant reçu le même traitement, avait cessé d'être squelettique et avait les jambes assez fortes pour courir sans tomber.

L'expérience de Tana et des autres orphelins roumains confirme l'importance cruciale du toucher pour la croissance et le développement. Pendant et après la Seconde Guerre mondiale, les bébés et les enfants orphelins placés dans des institutions surpeuplées n'étaient que rarement et brièvement touchés par les infirmières ; privés de contacts, de baisers et de caresses, beaucoup de ces nourrissons moururent.

Les tabous contre le toucher

Paradoxalement, au moment même où les téléspectateurs américains frémissaient à la vue des orphelins roumains, les enseignants étaient priés de ne plus toucher les enfants confiés à leur charge, de crainte de poursuites pour abus sexuel. Les instituteurs n'ont plus le droit d'embrasser les enfants des classes élémentaires quand ils les félicitent, ou de relever les petits de maternelle quand ils tombent dans la cour. Même dans notre crèche « modèle » de l'université, nous avons découvert que les puéricultrices ne touchaient les enfants d'un an que 12 % du temps où ils leur étaient confiés [2].

Les écoles ont mis en place des programmes de prévention d'abus des enfants pour un coût de plusieurs millions de dollars, et des millions de jeunes enfants y ont participé. Ces programmes invitent les enfants à distinguer entre les « bonnes » et les « mauvaises » façons de toucher, leur apprennent à dire non et à s'échapper, à désigner les parties du corps qui sont privées, et à identifier un contact qui n'est pas agréable comme un « mauvais toucher ». Même si tout le monde s'accorde à dire qu'il est important d'éduquer les enfants sur les bonnes et les mauvaises façons de toucher, ou sur les contacts inappropriés, il est déprimant de voir un enfant de trois ans s'échapper des bras d'un instituteur en disant : « Ne me touche pas. Ma maman m'a dit que les maîtres n'ont pas le droit de me toucher. »

Aux États-Unis, la National Public Radio (NPR) a diffusé en 1994 un programme spécial dans ses informations du matin, intitulé « Day Care Center Goes to Extremes to Protect Reputation » (« Une école maternelle prend des mesures extrêmes pour protéger sa réputation »). L'émission expliquait comment une école maternelle interdisait à son personnel enseignant de toucher les enfants. Le directeur avait déclaré : « Il est contraire à notre politique de prendre les enfants dans nos bras. Il est contraire à notre politique de les asseoir sur nos genoux. La politique du "toucher zéro" vise davantage à protéger l'école que les enfants. Il serait trop facile d'interpréter en mal une innocente embrassade ou une séance de chatouilles. »

Parmi les diverses procédures mises en place pour atteindre ce « toucher zéro », on trouve des caméras vidéo installées dans les classes et l'organisation de séances sur les « bonnes » et les « mauvaises » façons de toucher à l'usage des enseignants, où on leur explique comment il convient de tenir un enfant sur leurs genoux. Interrogés lors d'une de ces séances sur la façon dont ils estimaient pouvoir toucher les enfants, les enseignants ont eux-mêmes donné ces exemples : leur tenir la main, leur passer un bras autour des épaules, les entourer de leurs bras, leur tapoter le dos, leur tenir la main lors des sorties, les prendre dans les bras lors de la séparation avec les parents, les bercer quand ils pleurent, leur donner les premiers soins, donner des accolades et des poignées de main à l'arrivée et au départ, habiller, nourrir et laver les enfants, leur tapoter la tête pour les féliciter, les toucher pour gérer leur comportement ou leur sécurité, et s'assurer physiquement de tout enfant qui présente un danger pour les autres. Toutes ces attitudes sont considérées comme des formes acceptables de toucher.

D'autres directives indiquent de ne jamais toucher les parties intimes (celles que recouvre un maillot de bain), de toujours embrasser de côté (en évitant les accolades frontales) et de n'être jamais seul avec un enfant. Les hommes n'ont pas le droit de changer les couches, aussi ne sont-ils pas embauchés comme puériculteurs. On relève les empreintes digitales de tout le personnel des crèches et les casiers judiciaires sont systématiquement vérifiés. Pourtant, malgré toutes ces directives, les abus sur les enfants par le personnel des crèches sont en augmentation.

Une émission télévisée a été récemment consacrée à la question des contacts physiques entre enfants et enseignants. Le président de la National Education Association y déclarait : « Nous avons pour slogan : "Enseignez, ne touchez pas". » L'une des participantes enseignait la musique. En coulisses, avant l'émission, elle m'avait dit qu'elle devait évidemment toucher les enfants, par exemple quand elle leur enseignait le violon. Mais à l'antenne, elle déclara : « Dans ma classe, on se touche avec les yeux. » Le présentateur s'approcha d'elle et lui dit alors : « Avez-vous senti cette accolade que je viens tout juste de vous envoyer ? »

L'abus sexuel est relativement rare dans les écoles américaines. Un pour cent seulement de tous les cas connus d'abus sexuels sur les enfants ont pour cadre l'école, alors que 90 % des incidents impliquent les parents et la famille. Néanmoins, les directeurs d'école consacrent une plus grande part de leur budget aux assurances qu'aux traitements des enseignants, et une proportion croissante du personnel des crèches quitte la profession. C'est là un problème non négligeable, dans la mesure où 50 % des femmes qui travaillent reprennent leur activité avant que leur enfant ait atteint l'âge d'un an, et où 60 % des femmes ayant des enfants d'âge préscolaire travaillent. Le Bureau of Labor a estimé qu'en l'an 2000, les femmes constituaient environ les deux tiers des nouveaux arrivants sur le marché du travail. Leurs enfants entrent alors dans un système de garde où l'on enjoint au personnel de ne pas les toucher.

Malgré la faible fréquence des cas d'abus sexuel dans les écoles, celles-ci sont devenues la première cible des lois anti-toucher. Aux États-Unis, de plus en plus d'États déclarent qu'il est illégal pour les enseignants de toucher les enfants, et même dans les États qui n'ont pas passé ce type de lois, il est de plus en plus risqué pour les enseignants de le faire. De même, les codes d'éthique interdisent aux psychothérapeutes et aux conseillers pédagogiques de toucher les enfants. Peut-on imaginer un thérapeute prenant en charge un patient hospitalisé sans pouvoir le toucher ? Ces lois ne visent pas seulement à protéger les enfants et les patients ; elles profitent aussi au marché des assurances.

Les lois sur le toucher visent aussi bien les écoliers que les enseignants. Des comportements jusqu'ici considérés comme de simples « taquineries » sont désormais requalifiés comme harcèlement sexuel. Et bien que la loi n'exige pas des écoles qu'elles dispensent un enseignement sur le harcèlement sexuel, des enfants de six ans peuvent en être légalement accusés. En septembre 1996, Jonathan Prevett, six ans, élève de la Southwest Elementary de Lexington, en Caroline du Nord, fut accusé de harcèlement sexuel par un membre du personnel de l'école et exclu de l'établissement pour une journée. Le « harcèlement sexuel » de Jonathan avait consisté à poser un baiser sur la joue d'une de ses condisciples. (Ses parents se sont vu offrir cent mille dollars pour les droits cinématographiques de cette histoire, ce qu'ils ont refusé.)

À l'école, les adolescents souffrent aussi de ce déficit de toucher de la part des adultes, qui les prive des accolades d'encouragement de leurs entraîneurs, ou des frictions destinées à l'échauffement musculaire. C'est peut-être pour cette raison que l'on voit de plus en plus d'adolescents embrasser leurs condisciples dans les halls de collèges, saisissant avidement toutes les possibilités de contact qui passent à leur portée. C'est peut-être aussi pourquoi la promiscuité sexuelle et les grossesses adolescentes sont en augmentation, et cela pourrait même expliquer l'incidence croissante des troubles de l'alimentation et des comportements de dépendance. Toutefois, si les recommandations de « toucher zéro » visent à limiter la maltraitance et l'abus sexuel des enfants, des formes négatives de toucher sont en augmentation et la discipline *in loco parentis* (le droit pour l'enseignant de donner des fessées aux enfants) n'a pas encore disparu de tous les États. L'injonction du « toucher zéro » ne semble pas faire disparaître ces comportements négatifs, comme en témoigne le nombre de faits divers sur les enfants abusés.

L'importance cruciale du toucher

De nos jours, aux États-Unis, les parents finissent par craindre de toucher leurs propres enfants. Ce comportement, qui rappelle une époque révolue aux mœurs beaucoup plus rigides, n'est certes pas la solution, parce que les enfants ont besoin d'être touchés pour survivre. Leur croissance et leur développement en dépendent.

Il existe des sociétés plus heureuses où le toucher et le lien familial existent encore (*figure 1*). Des études menées en Ouganda montrent que les bébés portés en position verticale marchent plus tôt et ont un développement plus rapide dans d'autres domaines (*figure 2*). Cette position élevée élargit le champ visuel du bébé et l'aide à développer les muscles de son dos et de son cou. Ainsi portés toute la journée, les bébés ougandais se familiarisent avec le monde qu'ils contemplent de

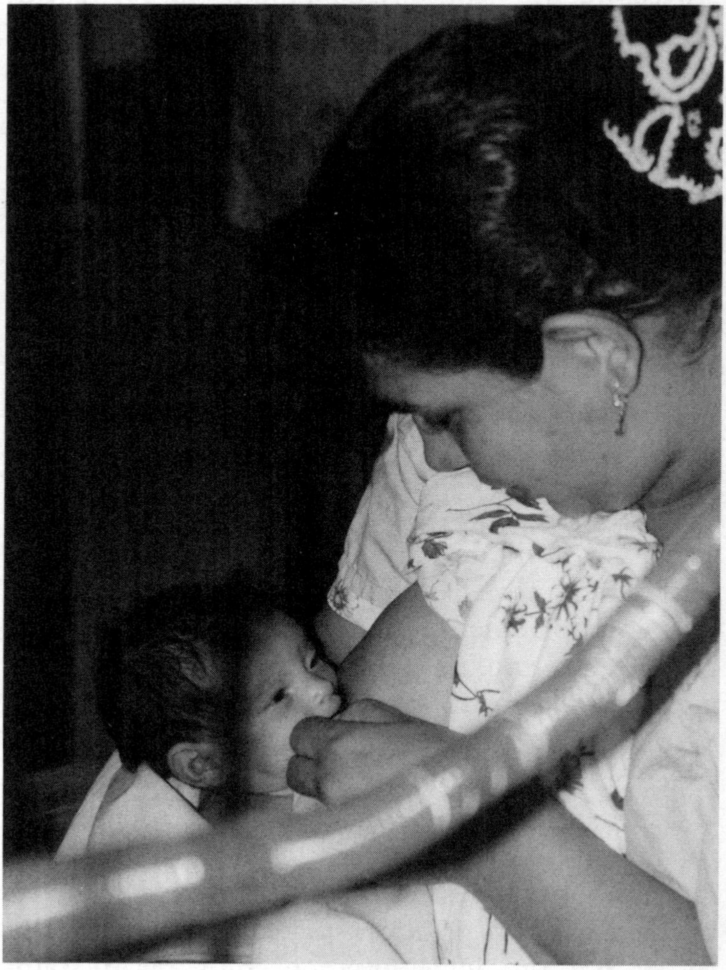

Figure 1. Une mère panaméenne en train d'allaiter son bébé.

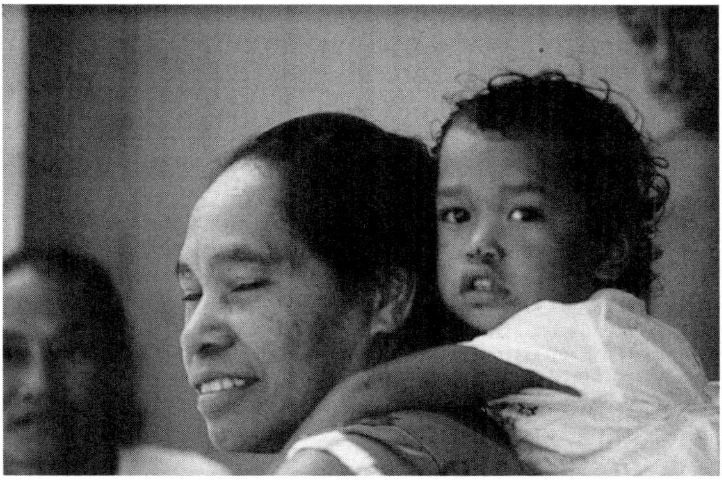

Figure 2. Une mère portant son enfant.

haut. Les enfants tenus de cette façon sont plus calmes ; les études montrent qu'ils pleurent moins souvent que les bébés qui ne sont pas portés régulièrement. Cette proximité existe dans beaucoup d'autres pays : en Inde, toute la famille dort dans une petite pièce sur de grands matelas de feuilles de palmier posés à terre ou sur des hamacs sur pied, tandis qu'au Japon les bébés partagent le futon de leurs parents.

Dans tous ces pays, le massage est aussi une coutume familiale. Les massages ont sans doute un effet aussi bénéfique sur les parents que sur l'enfant, mais dans certains endroits du monde les parents ont peur du corps menu et vulnérable de leurs enfants. D'autres parents ont peur de toucher leurs enfants parce qu'ils pensent que ce désir naturel peut avoir une résonance sexuelle. Pourtant, le fait de masser leur enfant donne souvent à la mère et au père un irremplaçable sentiment de proximité avec lui. Le massage permet aussi aux parents de mieux connaître le corps de leur enfant et transmet à celui-ci le message que le toucher est bénéfique.

Le toucher dans les activités quotidiennes

Le toucher est le premier sens à se développer et il perdure même quand la vue et l'ouïe ont commencé à faiblir[3]. Les bébés et les jeunes enfants dépendent du toucher pour apprendre le monde. Au cours de leur première année, les enfants portent tout à la bouche et s'instruisent par le biais de ce contact tactile[4]. Le jeune enfant explore le monde physique par le toucher et apprend les nombreuses facettes qu'il offre, notamment l'élasticité, la résistance, la forme, l'acuité, la douceur, la température et la texture. Les enfants s'instruisent sur l'hygiène, la toilette et les propriétés de la matière par le sens du toucher. Ils apprennent aussi la sécurité et l'autopréservation en s'habituant à éviter le froid extrême, les fours brûlants, les substances irritantes et piquantes, et ils apprennent à écrire avec une aide manuelle directe de l'enseignant.

Pour ces mêmes raisons, le toucher est fondamental pour les adultes. Je n'oublierai jamais le sentiment de gratitude que j'ai éprouvé parce que j'avais pu *sentir* notre couverture électrique quand elle a pris feu une nuit que notre fille, tout bébé, dormait entre mon mari et moi.

Le toucher est tout aussi crucial pour le travail en général. Imaginez un monde d'ordinateurs sans le toucher, ou un potier, un chirurgien, un peintre ou un pêcheur dépourvu de ce sens. La célèbre violoncelliste Jacqueline du Pré perdit toute sensation tactile au cours d'un concert et dut se guider entièrement sur sa partition pour terminer sa prestation ; elle allait mourir peu après de sclérose en plaques, une maladie dégénérative qui prive ses victimes – principalement des femmes – du sens du toucher.

Le toucher devient plus crucial encore lorsque les autres sens s'affaiblissent. Par exemple, on a mis au point des synthétiseurs vocaux tactiles pour les enfants sourds qui « entendent » par le toucher, et il existe pour les aveugles un langage tactile vibrant, le *vibrates*, qui leur permet de lire avec les doigts, ce qui était déjà le principe de l'écriture en braille.

Outre son importance pour la croissance et le développement, la communication et l'apprentissage, le toucher sert aussi à réconforter, à rassurer et à restaurer l'estime de soi. Les premiers liens émotionnels d'un enfant se construisent à partir du contact physique, posant les fondements de son futur développement émotionnel et intellectuel.

Malgré toutes ces fonctions fondamentales du toucher, la plupart des enfants, du moins aux États-Unis, apprennent dès leur plus jeune âge à limiter les contacts physiques. Ils sont grondés quand ils touchent leur propre corps et on leur enjoint de ne pas toucher celui des autres (ainsi que beaucoup des objets qui les entourent) [5]. À l'adolescence, ils ont appris à se montrer méfiants vis-à-vis de l'intimité physique et à s'exprimer par des mimiques faciales et des mots plutôt que par le toucher. Pourtant, il est frappant de constater que nous parlons plus tard du toucher sur des modes très personnels et sentimentaux. Nous disons : « Vos paroles m'ont profondément touché », ou : « Elle est un peu chatouilleuse sur ce chapitre » ; on parle également de « réactions épidermiques ».

Les Américains, qui sont l'un des peuples les moins tactiles, limitent le toucher aux membres de la famille et à l'intimité sexuelle. Avec cet état d'esprit, imaginez que vous soyez seul à l'hôpital, sans un membre de votre famille pour vous tenir la main. « Quinze jours d'hôpital sans être touché » : telle est la raison qu'a donné un patient qui s'était échappé de l'hôpital local et était rentré chez lui en pyjama. Pire encore, imaginez que vous êtes un vieillard (et surtout un vieil homme ayant toute sa tête) confiné dans son lit au fond d'une maison de retraite. Dans ces institutions, les hommes âgés sont encore moins touchés que les femmes. On a suggéré que cela tient au fait que les hommes découragent le toucher ; ils n'ont pas l'habitude d'être touchés par leurs inférieurs et ils considèrent le personnel infirmier comme des inférieurs [6]. Certaines personnes âgées se portent mieux parce qu'elles ont des animaux domestiques et qu'elles peuvent leur donner les caresses et le contact physique qu'elles n'obtiennent pas des humains. Ces propriétaires d'animaux ont également moins de maladies cardio-vasculaires et une plus grande longévité [7].

Notre corps présente environ six mètres carrés

de peau, ce qui fait du toucher notre sens le plus important par son étendue. La peau n'ayant pas de système de fermeture, comme l'œil ou l'oreille, elle est toujours prête à recevoir des messages – elle est branchée en permanence. Le premier apport sensoriel dans notre vie nous vient du toucher, alors que nous sommes encore dans le ventre maternel, et le toucher reste le premier moyen d'explorer le monde pendant la prime enfance et l'enfance, voire dans la vieillesse.

Le toucher dans différentes cultures et espèces

Le toucher, plus que tout autre sens, est universel dans toutes les cultures et chez toutes les espèces. La plupart des animaux savent que le toucher est crucial pour la survie (*figure 3*). Les souriceaux meurent s'ils ne sont pas régulièrement léchés par leur mère[8]. Les singes se recroquevillent dans un coin s'ils sont privés de contact tactile. Des animaux comme le rat et le singe dépendent du toucher de leurs parents pour grandir et se développer, et il en va de même de la plupart des êtres humains. Le côté négatif du toucher, c'est que les chèvres abandonneront leur petit si le chevreau est touché par un autre animal ou un humain.

Beaucoup de cultures humaines connaissent la valeur primaire du toucher. Dans les cultures africaines, par exemple, les gens vivent peau à peau avec pratiquement tout le monde (*figure 4*). Ce processus commence très tôt, les bébés passant de

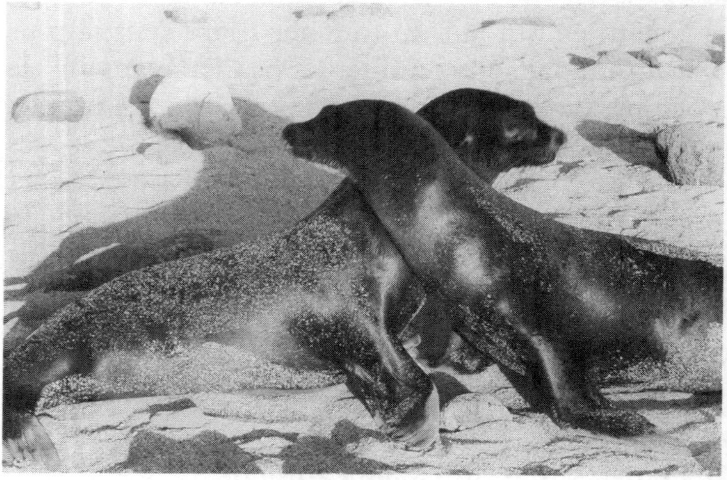

*Figure 3. Lions de mer
se frottant mutuellement le cou (Galapagos).*

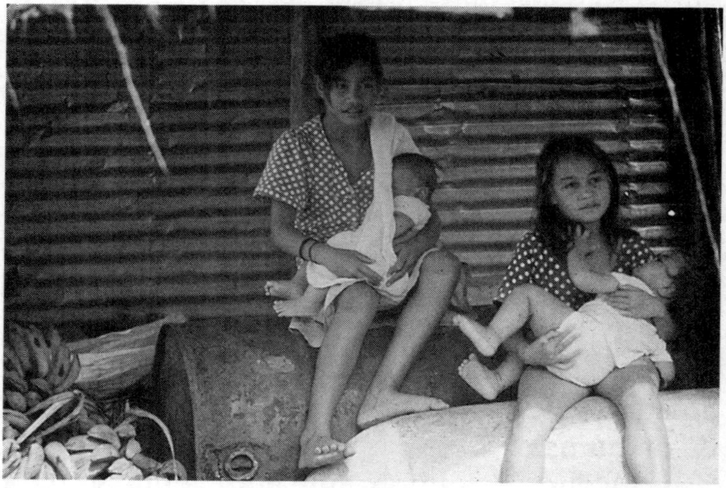

*Figure 4. Enfants portant
leurs jeunes frères et sœurs.*

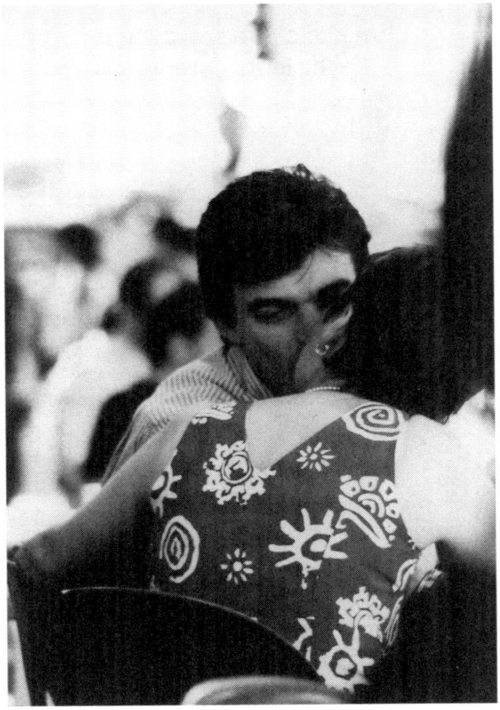

Figure 5. Couple français en train de s'embrasser.

bras en bras quel que soit leur âge [9]. Certaines cultures touchent davantage que d'autres. Par exemple, les Français se touchent davantage que les Américains et les Britanniques [10]. Ils ne dissimulent pas leurs joutes amoureuses, comme on peut le voir, par exemple, en se promenant au jardin du Luxembourg (*figure* 5). En plein jour, un dimanche, alors que le grand bassin était assailli par des pères et des enfants lançant des voiliers sur l'eau, un jeune couple installé sur une seule chaise cherchait à faire ce qu'un couple d'Américains ne

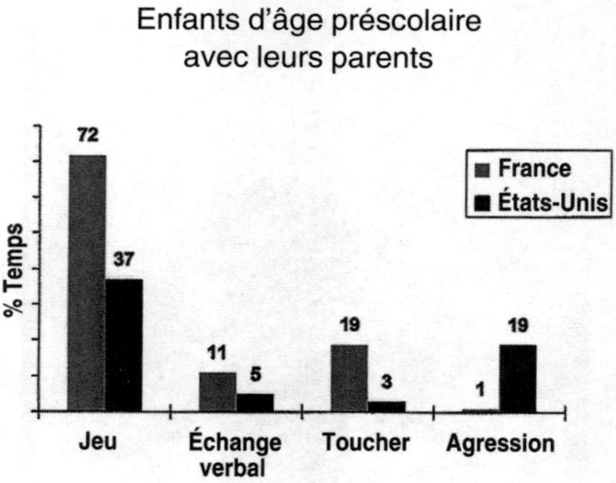

Figure 6. Le toucher :
comparaison entre Paris et Miami.

ferait que dans le noir et dans un endroit privé. Dès les années préscolaires, les petits Français sont touchés davantage. Selon l'une de nos études, les mères françaises observées dans un Mac Donald à Paris touchaient davantage leurs jeunes enfants que des mères américaines observées dans un Mac Donald de Miami (*figure 6*). Il est à noter, car c'est sans doute corrélé, que les petits Français se montraient moins agressifs que les petits Américains vis-à-vis des autres enfants sur le terrain de jeu [11]. En outre, alors que les adolescents du Mac Donald de Paris se touchaient fréquemment entre eux, notre étude a trouvé que ceux de Miami se touchaient davantage eux-mêmes (en s'entourant le corps de leurs bras ou en jouant avec leurs cheveux). Les adolescents français se montraient également moins agressifs entre eux [12].

L'imposition des mains a une longue tradition

qui remonte bien au-delà de l'histoire écrite, et elle a été un symbole du pouvoir dans de nombreuses cultures. Mille cinq cents ans avant J.-C., le Papyrus d'Ebers témoigne déjà de la pratique de la guérison par le toucher[13]. Dans la Grèce antique, le dieu de la guérison était Asclépios (fils d'Apollon) qui, selon le mythe, guérissait les gens par le simple toucher. Dans la Grèce d'Hippocrate, soit 400 ans avant J.-C., il existait des guérisseurs manuels appelés *kheirourgos*. C'est d'ailleurs l'origine du mot « chirurgien », même si le *kheirourgos* utilisait plutôt la paume et les doigts que des méthodes chirurgicales. L'un des plus célèbres médecins romains, Galien (130 avant J.-C.), avait recours aux massages comme traitement médical.

Dans les quatre livres du Nouveau Testament, l'imposition des mains est une pratique courante pour guérir les enfants, les lépreux et toutes sortes de malades. L'Église fit abandonner cette pratique au XVIIe siècle, mais la coutume persista pour les rois : quasiment tous les monarques de France et d'Angleterre ont pratiqué l'imposition des mains pour traiter des maladies très diverses[14]. Cette pratique s'est poursuivie jusqu'à l'époque moderne : en France, Charles X toucha encore entre cent vingt et cent trente personnes au cours de l'année 1825.

L'imposition des mains royales a souvent été associée aux écrouelles, que l'on a appelé le « mal royal ». En 1712, Samuel Johnson prit les écrouelles de sa nourrice. Quand il eut deux ans passés, sa mère le mena à Londres, où il fut parmi les deux cents personnes touchées par la reine

Anne – sans résultat dans son cas. Cette reine fut la dernière figure royale d'Angleterre à accomplir le geste guérisseur.

Au XVIIIe siècle, le médecin autrichien Franz Mesmer, cherchant à déterminer en quoi l'imposition des mains avait une efficacité, mena à Paris un certain nombre d'études qui le convainquirent qu'un fluide magnétique émanant du corps transférait l'énergie guérisseuse d'une personne à l'autre. En s'efforçant de traiter les maladies par le magnétisme animal, il mit ensuite au point le mesmérisme, une application thérapeutique de l'hypnose.

Pourquoi le toucher guérisseur est-il tombé en désuétude ? Les chercheurs proposent des explications diverses, qui prennent en compte les tabous sexuels et l'apparition de médicaments qui ont modifié de façon spectaculaire le domaine médical. Jules Older affirme ainsi que « le toucher est devenu tabou, ce qui explique qu'il n'apparaisse pas dans les manuels ou les programmes d'études [15] ». Il illustre ce propos d'un exemple tiré de la psychiatrie : Karl Menninger, l'un des plus célèbres théoriciens de la psychanalyse, estimait que les analystes ne devaient pas serrer la main de leurs patients. De fait, la plupart des praticiens ne sont pas partisans d'un contact excessif entre thérapeute et patient ; mais Menninger n'établissait aucune distinction entre toucher thérapeutique, sexuel et agressif. Tous les types de toucher lui semblaient, selon ses propres termes, « la marque d'un criminel sans merci ». À cette lumière, il est intéressant de noter que voici une dizaine d'années, le toucher était le plus souvent associé à la sexualité, mais qu'actuellement, dans notre société procédurière, il est plutôt associé à la criminalité dans des procès de plus en plus fréquents pour harcèlement ou abus sexuel.

À mesure que la psychanalyse freudienne (qui décourage le toucher) perd de sa vogue, les médecins se montrent plus désireux de toucher leurs patients. Certaines facultés de médecine, comme celle de Harvard, ont même inclus le toucher dans leur programme d'études. Des traitements alternatifs comme le massage et l'acupuncture contribuent aussi à ramener la thérapie du toucher au sein de la médecine, où elle règne légitimement depuis toujours comme la première forme de soin.

L'avènement des médicaments a affecté de façon négative les pratiques de guérison par le toucher. Selon l'expression de Voltaire, « les médecins versent des drogues, dont ils ne savent pas grand-chose, pour guérir des maladies, dont ils savent encore moins, dans des corps humains, dont ils ne savent rien du tout[16] ». Les médicaments peuvent aussi bien accroître la sensibilité au toucher que l'anihiler totalement. Les stimulants, dont les amphétamines, la cocaïne et la caféine, augmentent l'excitabilité, comme en témoignent l'accélération du rythme cardiaque, la montée de la tension, une plus grande vivacité et une assurance accrues du sujet. Ils ralentissent aussi la circulation sanguine, donnant une sensation de froid et rendant l'individu ultra-sensible au toucher. Les calmants, comme les barbituriques, les narcotiques et les tranquillisants, brouillent le sens du toucher. Les myorelaxants, les tranquillisants et les somnifères lèvent les inhibitions mais tendent aussi à désensibiliser le toucher, tout comme l'alcool, qui peut déprimer le système nerveux et sa sensibilité tactile. La seule substance calmante qui semble renforcer le sens du toucher est la marijuana, même si cette sensibilité dépend de l'état d'esprit du consommateur avant l'absorption. Parmi les autres aspects négatifs de l'environnement pour le toucher, on compte le froid et le temps brumeux. En revanche, les bains chauds et les matelas d'eau peuvent renforcer la sensibilité tactile.

Comme le soulignent la plupart des critiques, la profession médicale s'intéresse aux traitements plutôt qu'à la prévention. Les médecins sont formés à l'art de soigner une maladie, en général par le biais d'une thérapie médicamenteuse. En revanche, on s'intéresse assez peu au maintien d'une bonne condition physique. « Le médecin fait l'éloge du scanner. Le patient fait l'éloge de la main tendue », disait Norman Cousins [17].

Alors que le toucher est un agent thérapeutique efficace, il est sous-utilisé par les praticiens, des neurologues aux travailleurs sociaux, généralement ignoré par les institutions et négligé par les chercheurs. Les données de Jules Older suggèrent ceci : « Sur cent patients qui entrent dans le cabinet du médecin, la moitié seulement présente un trouble physique identifiable. Sur ces cinquante patients, trente-cinq ont un trouble limité, une maladie ou une blessure qui va guérir toute seule, avec ou sans traitement médical. Sur les cinquante autres patients qui ont passé la porte – ceux qui ne présentent aucune pathologie visible –, cinq viennent pour des raisons administratives (renouvellement d'ordonnance ou certificat d'incapacité) et dix autres pour des mesures préventives (vaccination, contraception, conseils diététiques). Les trente-cinq restants cherchent une aide à leurs problèmes vitaux, en général de nature émotionnelle [18]. » Older souligne que la plupart des patients recherchent un contact et un réconfort qui pourraient leur être apportés par un contact amical avec le médecin.

Plus récemment, une enquête de santé publique menée aux États-Unis estimait que 70 à 80 % des Américains qui vont voir un médecin généraliste souffrent d'un trouble lié au stress. Comme le dit Lynn Carmichael, président du Département de médecine familiale de l'Université de Miami, « le bon docteur est un bon soigneur ». Joan Carmichael, chercheuse dans le même département, ajoute que « l'imposition des mains n'est pas du simple folklore ou du mysticisme. Rétablir le massage du dos en tant que procédure hospitalière standard pourrait contrebalancer l'introduction du scanner ».

Older rapporte une anecdote significative sur un ostéopathe qui avait coutume de pincer amicalement le gros orteil d'un patient pendant qu'il l'examinait. Le patient lui déclara un jour :

– Je vous attendais pour vous dire que c'est grâce à vous que je suis encore en vie.

– Que voulez-vous dire ? répondit l'ostéopathe.

– Eh bien, chaque matin, vous m'avez pincé le gros orteil quand les autres regardaient ailleurs.

– Oui, mais je ne vois pas le rapport..., dit le médecin, interloqué.

– Personne ne joue avec le gros orteil d'un

mourant, répliqua le patient. Alors j'ai décidé que je ne devais pas être à l'article de la mort, après tout [19].

Le toucher du médecin disait à cet homme qu'il était encore un être humain doté d'une espérance de vie.

En affectant les récepteurs tactiles et de pression, le toucher induit dans le système nerveux central un état de relaxation. Les niveaux d'anxiété et de stress, tant comportementaux que biochimiques, tendent alors à s'abaisser et l'effet général est un état de relaxation plus alerte. Mais il a aussi des effets spécifiques, comme une réduction de la douleur pour les arthritiques, une meilleure ventilation pour les asthmatiques et une immunité cellulaire accrue chez les patients positifs au VIH [20]. Toutes ces données sur les nombreux effets positifs du toucher, qui sont détaillés dans les chapitres qui suivent, doivent nous rappeler que le toucher est vital et qu'il faut qu'il reprenne sa place dans notre vie.

CHAPITRE II

Toucher pour communiquer

Le toucher est notre sens le plus social. Contrairement à la vue, à l'ouïe, à l'odorat et au goût, qui peuvent s'exercer quand on est seul, le toucher implique une interaction avec quelqu'un d'autre. Mais malgré l'extrême importance de ce sens dans les interactions sociales, il est rarement mentionné dans les ouvrages consacrés à l'art de communiquer. Néanmoins, beaucoup d'études menées sur le toucher et la communication se sont intéressées à ses variations en fonction du sexe, de l'âge, de la classe sociale et de la culture.

Différences culturelles

Le toucher est en général un acte intime qui, selon Ashley Montagu, ne se pratique qu'entre individus de même culture ou de même classe. Les différences culturelles dans les modes de toucher ont été maintes fois rapportées[1]. Au chapitre précédent, j'ai évoqué les différences d'attitude observées entre des enfants français et américains à l'égard de leurs parents et de leurs pairs sur des terrains de jeux[2]. Les parents américains regardaient et touchaient moins leurs enfants que les parents français. Les enfants américains jouaient moins avec leurs parents, leur parlaient et les touchaient moins, et se montraient plus agressifs à leur égard que les enfants français. Au cours d'interactions entre pairs, les enfants américains touchaient moins les autres enfants, mais s'emparaient plus souvent de leurs jouets, se montraient plus agressifs et déclenchaient davantage de disputes.

Dans une autre étude, nous avons observé des adolescents dans deux Mac Donald situés respectivement à Paris et à Miami, pour évaluer la fréquence des contacts tactiles et des actes d'agression au cours des interactions entre pairs[3]. Les adolescents américains passaient moins de temps à s'appuyer l'un contre l'autre, à s'embrasser, à se caresser et à se prendre dans les bras que leurs homologues français. En revanche, ils se touchaient plus souvent eux-mêmes et avaient davantage de comportements agressifs sur le plan verbal et physique.

Certaines de ces différences peuvent être attribuées à une différence d'exposition précoce au toucher. Un enfant américain peut devenir plus actif et plus verbal, et un enfant japonais plus passif et silencieux du fait des différents types de toucher qu'ils ont reçu de leur mère. Dès le plus jeune âge, le type de toucher que reçoit un enfant

– des caresses calmantes et apaisantes dans le cas des petits Japonais, un toucher plus abrupt, plus excitant, du type taper/pousser dans le cas des bébés américains – peut expliquer certaines différences dans le comportement ultérieur des enfants [4]. Par exemple, les enfants japonais ont un contact physique constant avec leurs parents, une relation qualifiée souvent de « peau-à-peau ». Cette dépendance soutenue vis-à-vis de la mère a pour conséquence que l'enfant est peu à peu identifié comme le membre d'un groupe plutôt qu'une personne autonome.

Dans les cultures qui favorisent le toucher, les adultes commettent peu d'agressions, alors que dans les cultures où le toucher est très limité, les niveaux d'agressivité sont beaucoup plus élevés [5]. Margaret Mead en propose un exemple classique dans son ouvrage sur les Arapesh et les Mundugamoor de Nouvelle-Guinée [6]. Les bébés Arapesh sont portés en permanence par leur mère dans un petit sac en filet, ce qui leur permet de bénéficier d'un contact physique constant avec elle et d'être allaités à la demande. Les adultes de cette société sont des gens aimables et peu agressifs, qui ne pratiquent pas la guerre. En revanche, dans le même pays, les Mundugamoor forment un peuple relativement agressif et guerrier, dont les bébés sont portés dans un panier attaché au front de la mère, sans contact physique direct avec elle. Comme les Arapesh, les enfants !Kung du Kalahari, en Afrique, sont en permanence en étroit contact physique avec leur mère. Celle-ci les porte dans une bandoulière de cuir, et ils reçoivent beaucoup de caresses et d'embrassades de la part des enfants plus âgés. Eux aussi deviennent à l'âge adulte des gens très pacifiques [7].

Les premières expériences tactiles semblent aussi affecter les comportements d'accueil dans diverses cultures. Ceux qui ont le plus de contacts avec les bébés en ont également davantage dans les rituels d'accueil. Selon une longue liste établie par Ashley Montagu, on compte parmi ces rituels le frottage mutuel du nez, l'accolade, le baiser, le pincement des joues, le fait d'ébouriffer les cheveux et même les claques dans le dos [8]. On sait que les Australiens s'embrassent entre amis, se serrent la main et pleurent parfois ensemble [9]. Les Marocains joignent rapidement les mains, les écartent aussitôt et embrassent leur propre main. Les habitants des îles Andaman, dans la baie du Bengale, s'accueillent en s'asseyant sur les genoux l'un de l'autre, en se passant les bras autour du cou, en pleurant et en criant pendant deux ou trois minutes, jusqu'à ce qu'ils soient fatigués [10]. Des frères, un père et son fils, une mère et son fils ou sa fille, et même un mari et une femme peuvent s'accueillir de cette façon, le mari s'asseyant sur les genoux de sa femme. Lorsque des amis Andaman se quittent, l'un des deux porte la main de l'autre à sa bouche et souffle doucement dessus. Les Français, du moins à Paris, se saluaient autrefois d'un baiser sur chaque joue. À présent, on tend plutôt à s'embrasser trois fois, en ajoutant un quatrième baiser pour les intimes. Ces salutations très physiques forment un contraste spectaculaire avec la rigide poignée de main qui caractérise la plupart des Américains.

Mais même une poignée de main est sujette à

des variations sociales et culturelles. Sherrie Cohen note ainsi que « la poignée de main est le legs de l'homme des cavernes aux générations ultérieures. C'est un exemple de toucher qui n'est pas seulement un contact, mais aussi un contrat : une forme de toucher qui dit que nous sommes des égaux et que nous pouvons nous faire mutuellement confiance [11] ». Elle décrit diverses sortes de poignées de main, dont la poignée « en gant », ou poignée du politicien, où l'on prend dans ses deux mains celle de l'interlocuteur. On a aussi les « broyeurs de phalanges » (les types costauds), ceux qui tendent un bras rigide (qui souhaitent vous tenir à distance), ceux qui vous saisissent le bras (qui ont plus de pouvoir que vous) et ceux qui s'inclinent, comme s'ils serraient la main d'une altesse. Il est clair que la poignée de main mollassonne, façon « nouille cuite », ne va pas conquérir le monde et que les « broyeurs de phalanges » ne se font pas que des amis.

Les accolades sont tout aussi variables. Certaines ne sont pas plus affectueuses qu'une poignée de main distante. Dans « l'accolade en A », le postérieur du partenaire pointe en arrière pour former un angle aigu, et dans l'accolade dite « bébé fait son rot », les claques dans le dos n'ont pas exactement l'air de marques de tendresse. Il est difficile d'imaginer combien de variétés d'accolades on a pu voir, voici quelques années, lorsque quinze mille personnes se sont retrouvées sur le campus de l'Université de Californie du Sud pour former la plus grande accolade du monde. On ne sait pas exactement comment évoluent ces coutumes, mais les enfants s'habituent aux types de contact qu'ils ont connus dès leur plus jeune âge, que ce soit un siège de voiture dans les pays occidentaux ou une bandoulière de cuir dans le désert du Kalahari.

Sidney Jourard, psychologue à l'Université de Floride, a visité des cafés dans différentes parties du monde et enregistré le nombre de fois où deux personnes prenant un café ensemble se touchaient[12]. À Londres, leur nombre s'élevait à zéro ; à Gainesville, en Floride, à 2 ; à Paris, à 110 ; et à San Juan, à Porto Rico, elle en a compté plus de 180. La plupart des sociologues s'accordent à dire que les sociétés du pourtour méditerranéen (Espagne, France, Italie, Grèce, Turquie, Égypte) sont portées sur le contact physique, alors que les sociétés plus septentrionales, dans des pays comme la Hollande, la Grande-Bretagne ou les États-Unis, tendent plutôt à l'éviter.

On a parfois suggéré que la quantité de contacts est liée à la pratique religieuse, de sorte que les Anglais et les Américains auraient moins de contacts physiques du fait de leur histoire protestante et puritaine. Mais le rapport au toucher ne vient pas strictement des croyances politiques ou religieuses prévalentes dans un pays. Si c'était le cas, les habitants de pays très religieux comme l'Italie et la Grèce seraient plus inhibés sur le plan physique. Or, c'est le contraire qui semble vrai, les Grecs et les Italiens étant parmi les gens qui touchent le plus dans le monde. Les étrangers sont accueillis dans une maison grecque par une chaleureuse accolade et des baisers sur les joues. Les Suédois, dont l'attitude libérale vis-à-vis de la sexualité semble défier les contraintes protestantes, du moins sur le plan religieux, sont assez inhibés dans les contacts tactiles, et des gestes comme se prendre dans les bras ou s'appuyer sur l'épaule de l'autre sont assez rares.

Selon Ashley Montagu, « l'Angleterre est un pays rempli de gens bizarres, d'adultes qui se touchent rarement les uns les autres, et où l'on s'excuse auprès de sa mère ou de son père si on les touche accidentellement. C'était bien sûr la règle dans les familles bien élevées, où la bonne pratique de l'élevage consistait à s'occuper davantage des chevaux que des enfants [13] ».

Le docteur Heylings a écrit dans le *British Medical Journal* un article intitulé « L'épidémie du toucher zéro : une maladie anglaise [14] ». Parmi les symptômes qu'il décrit, on compte des sentiments de solitude et d'isolement, des doutes sur la loyauté des autres, des sentiments d'insécurité, des inhibitions émotionnelles, des réactions inhabituelles au fait de toucher ou d'être touché par inadvertance, l'incapacité à communiquer avec des gens se tenant à proximité, et le refus des massages comme forme de thérapie.

D'autres études visant à déterminer les effets du toucher sur le comportement en public ont été menées en Nouvelle-Angleterre. Par exemple, des clients étaient touchés par un commerçant qui offrait des échantillons de pizza [15]. Les clients qui avaient été touchés étaient plus influencés par le vendeur, ils aimaient davantage cette personne, et ils étaient plus nombreux à estimer que le vendeur avait davantage de sympathie pour eux. De même, dans un restaurant, on a demandé aux serveuses de toucher les clients en leur rendant la monnaie [16]. Les dîneurs qui avaient été touchés laissaient un pourboire plus élevé, même s'ils ne jugeaient pas la nourriture ou le service de meilleure qualité que les clients qui n'avaient pas été touchés.

Dans une autre étude, on a demandé à des bibliothécaires de toucher et de ne pas toucher alternativement la main des étudiants qui venaient faire enregistrer leurs livres [17]. Les étudiants touchés faisaient état de sentiments plus positifs vis-à-vis de la bibliothèque, alors que le contact n'avait duré qu'une demi-seconde et que la moitié des étudiants ne se rappelait même pas avoir été touchés. Toutefois, ce contact avait des effets différents sur les étudiants et les étudiantes. Les femmes y réagissaient favorablement, mais les hommes montraient une certaine ambivalence. Ceux qui avaient été touchés par des bibliothécaires du même sexe avaient des réactions particulièrement négatives.

Différences sexuelles

Ces différences entre les sexes apparaissent souvent dans les études sur le toucher. Dans une étude menée en milieu hospitalier, 85 % des patients touchés, contre seulement 53 % des patients non touchés, avaient des réactions positives vis-à-vis de l'hôpital et de son personnel ; les patients touchés semblaient récupérer plus rapidement. Toutefois, dans une étude plus étroitement contrôlée menée par les chercheurs Fisher et Gallant [18], les résultats précisaient le sexe de la personne touchée. Les femmes touchées montraient moins d'anxiété à la perspective d'une opération chirurgicale que celles qui ne l'avaient pas été, mais les hommes touchés en montraient davantage. Les femmes touchées réagissaient en touchant à leur tour la main de l'infirmière plus souvent que les hommes, et tendaient à avoir une tension moins élevée dans la salle de réveil, alors que les hommes touchés avaient une tension plus élevée. Les chercheurs suggéraient que les hommes touchés pouvaient se sentir plus vulnérables et plus dépendants du fait de ce type de contact.

Il est possible que les hommes et les femmes réagissent différemment au toucher parce qu'ils ont été élevés de façon différente. Ashley Montagu fait observer que les femmes sont souvent considérées comme inférieures aux hommes et traitées comme telles, de sorte qu'elles sont touchées plus souvent qu'eux. Une étude menée par S. M. Jourard révélait que les bébés filles sont plus souvent touchées par les deux parents que les petits garçons, et que les filles plus tard touchent davantage leurs deux parents que les fils. Dans une autre étude, Jourard et Rubin ont montré que les mères et les pères touchent leurs filles sur davantage de régions du corps que leurs fils, et que les filles en retour en font autant sur leurs parents [19].

On peut envisager que ces différences précoces dans le toucher induisent des différences ultérieures entre les sexes. Nous savons que les animaux privés de contact tactile deviennent plus agressifs, de sorte que le comportement plus agressif que l'on constate chez les garçons pourrait venir du fait qu'ils sont moins touchés par leurs parents.

On a d'ailleurs enregistré des différences entre sexes encore plus marquées chez les adultes. Les études menées par Nancy Henley ont montré que les hommes touchent les femmes plus souvent que l'inverse, sans doute parce que les hommes ont en général un statut social plus élevé [20]. Cette mentalité hiérarchisée explique sans doute pourquoi les hommes âgés sont touchés moins souvent que les femmes dans les maisons de retraite. Henley a trouvé que lorsque les femmes ont un statut social plus élevé, elles sont plus susceptibles de prendre l'initiative des gestes.

Ces différences peuvent également tenir au fait que les femmes sont plus souvent touchées que les hommes par toute une diversité de gens (mère, père, amis du même sexe ou du sexe opposé) et qu'elles sont plus exposées au toucher dans des situations médicales, par exemple au cours d'examens gynécologiques de routine. Ainsi, le toucher peut être rassurant pour des femmes hospitalisées, mais perturbant pour des hommes qui ont moins l'expérience d'être touchés en général, et notamment dans des situations médicales. Il faut également considérer que les patientes sont touchées par des personnes du même sexe (le personnel infirmier étant essentiellement composé de femmes), alors que les patients le sont par une personne du sexe opposé. Les hommes dans cette situation peuvent interpréter ce contact comme étant de nature sexuelle, même si d'autres données tendent à montrer que les caresses sur la main ou l'épaule sont en général interprétées comme non sexuelles. Il faut encore envisager la possibilité que les hommes voient dans les infirmières des personnes d'un statut inférieur. Comme on l'a mentionné plus haut, les gens d'un statut social élevé sont plus susceptibles de toucher des gens d'un statut social inférieur que le contraire, et des gens qui s'estiment d'un rang social plus élevé peuvent s'offenser d'être touchés par des gens d'un rang inférieur.

Cette hypothèse du niveau social est issue de diverses études réalisées par Henley montrant que dans beaucoup d'espaces publics, non intimes, comme un centre commercial, une banque ou un campus d'université, les hommes touchent davantage les femmes que celles-ci ne les touchent. En outre, les gens plus âgés touchent plus souvent des gens plus jeunes que l'inverse. De même, les contacts à l'initiative des gens ayant un revenu supérieur avec ceux d'un revenu inférieur sont plus fréquents que l'inverse.

Mais ces résultats ne concernent que des espaces publics impersonnels. Dans une situation plus intime, le toucher ne diffère pas en fonction du sexe. Brenda Major a trouvé que dans des situations d'accueil ou d'adieu plus intimes, dans des endroits comme des aéroports, il n'y avait pas de différences entre sexes [21]. Les hommes n'étaient pas plus susceptibles que les femmes d'être les initiateurs du contact. On observait davantage de contacts entre individus de sexe opposé qu'entre individus du même sexe. Ces derniers contacts avaient sensiblement la même fréquence, qu'il s'agisse d'hommes ou de femmes. Au cours de la même étude, des observations sur les enfants laissaient penser que les filles avaient plus souvent l'initiative du contact que les garçons et étaient plus souvent touchées par tout le monde.

Pour déterminer les endroits où les gens se touchent, Jourard a établi un croquis du corps divisé en onze sections, de face et de dos, et a observé les endroits où les amis se touchaient entre eux (*figure 1*) [22]. Les mains, les avant-bras, les bras, les épaules, la tête et le front étaient davantage touchés que le reste du corps. Mais là encore, il y avait des différences entre sexes. Les femmes estimaient que tout contact sur les cuisses, les lèvres ou la poitrine était d'ordre sexuel. Les hommes percevaient le contact sur ces parties du corps comme amical, chaleureux et affectueux. Ces différentes interprétations du toucher par les deux sexes peuvent en partie expliquer pourquoi les hommes sont moins touchés par les infirmières à l'hôpital ou dans les maisons de retraite.

Ces différences entre sexes n'apparaissent pas chez les enfants d'âge préscolaire : une étude menée à l'école maternelle de notre université a montré que les filles et les garçons sont touchés par leurs enseignants et par les autres enfants sur les mêmes parties du corps, à savoir les mains, les avant-bras, les bras, les épaules, la tête et le front [23]. Une étude de June Triplett et Sarah Arneson, au cours de laquelle des enfants d'âge préscolaire d'un secteur de pédiatrie ont été divisés en deux groupes, illustre bien la puissance du toucher pour les jeunes enfants. Un groupe a reçu un réconfort uniquement verbal en cas de détresse, tandis que l'autre recevait un réconfort à la fois verbal et tactile, les enfants étant pris dans

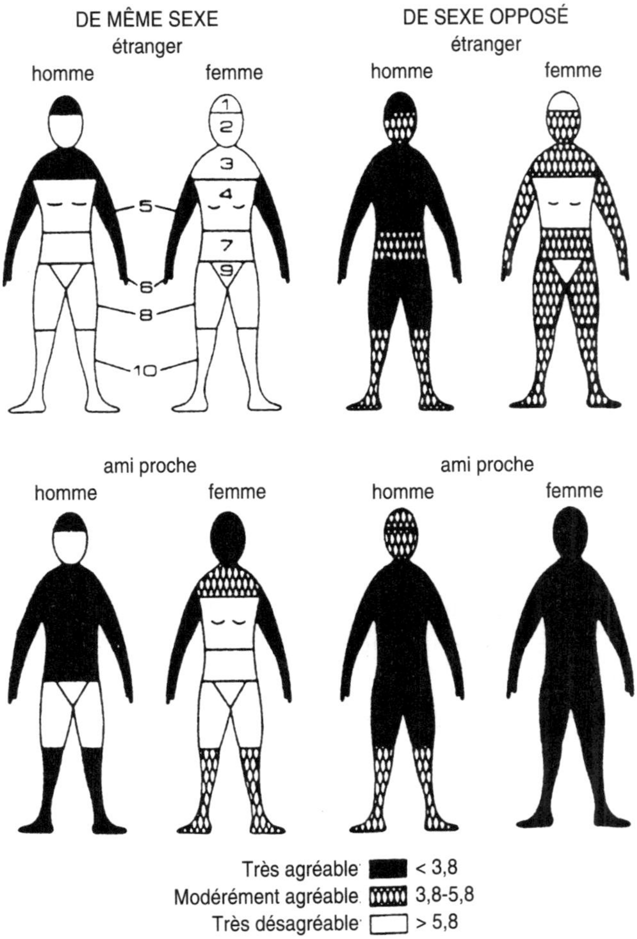

Figure 1. Diagramme établi par Sidney Jourard pour coder les parties du corps qui sont touchées. Tiré de T. Nguyen, R. Heslin, M.L. Nguyen, « The meanings of touch. Sex differences », Journal of Communication, *25, 1975, et « Nonverbal communication »,* Sage's Annual Review of Communication, *1975.*

les bras, bercés, caressés, tapotés, et se voyant proposer une tétine. Sur quarante épisodes de réconfort verbal, sept seulement ont été efficaces pour apaiser les enfants, alors que le réconfort tactile a marché dans cinquante-trois cas sur soixante[24].

Toucher et vieillissement

« Tout le monde veut vivre longtemps, écrit Ashley Montagu, mais personne ne veut vieillir, car la vieillesse, comme on l'a dit fort justement, est une mauvaise farce du destin. La solution, bien sûr, est de mourir jeune – aussi tard que possible. Mais c'est avant tout une question d'état d'esprit. En règle générale, le corps s'épuise bien avant que nous ne soyons disposés à vider les lieux [...]. Avec le temps, la peau change d'aspect, mais l'esprit en nous, comme le bon vin, est capable au contraire de s'améliorer [...]. Les besoins tactiles ne semblent pas décroître avec l'âge – à tout prendre, ils semblent plutôt augmenter[25]. »

Ironiquement, plus certaines personnes avancent en âge et plus elles ont envie d'être touchées, mais l'opportunité d'être touché par ses amis ou sa famille se réduit considérablement parce que beaucoup de gens n'aiment pas toucher les gens âgés. Les élèves infirmiers, par exemple, sont très anxieux à l'idée de toucher des vieillards[26]. Les conjoints sont souvent séparés dans les maisons de retraite, ce qui rend le toucher difficile, à quoi s'ajoutent d'autres obstacles comme les barrières sur les lits et les chaises roulantes mal conçues.

Ces obstacles sont une raison supplémentaire d'offrir aux pensionnaires des maisons de retraite de nouvelles opportunités de toucher, comme la possibilité de tenir certains matériaux ou objets, de toucher des enfants et des animaux de compagnie ; il serait bon en outre de leur proposer des massages et des séances de danse qui suscitent un contact physique.

Kennedy et Dean décrivent ainsi un incident survenu dans une maison de retraite, où deux pensionnaires étaient absents à l'heure du dîner, qui est une illustration spectaculaire du problème du toucher chez les gens âgés : « L'alerte fut rapidement donnée dans toute la maison, et les recherches commencèrent. Les lits et les chambres étaient vides, ainsi que le patio. Une infirmière, qui était allée s'assurer qu'il ne manquait aucun médicament dans l'armoire à pharmacie, se mit à hurler en ouvrant la porte. Elle avait trouvé l'homme et la femme qui se tenaient embrassés en silence. Elle alerta aussitôt la sécurité. Les deux "délinquants sexuels" furent séparés et escortés dans leurs chambres respectives. On appela les familles, on tint des conférences, on consulta les médecins. On s'accorda à dire que les deux coupables ne devaient plus se voir autoriser aucun contact. Humiliés et confus, effrayés et culpabilisés, les deux délinquants en vinrent bientôt à se tenir totalement en retrait de leurs amis et de leur famille. Quelques semaines après leur crime, ils moururent tous les deux[27]. »

Thérapies par le toucher pour les personnes âgées

Une étude menée par les chercheurs O'Neil et Calhoun a trouvé une corrélation entre les « déficits sensoriels » et des caractères séniles tels que l'irritabilité, la perte de mémoire, la négligence dans la toilette ou les manières à table, sur quarante-deux personnes de soixante-dix ans et plus résidant en maison de retraite[28]. Les résidents qui bénéficiaient de massages, qui recevaient souvent des caresses, des accolades, des pressions de la main et du bras, à qui l'on tapotait affectueusement les joues et la tête montraient moins de signes de sénilité. Ils étaient plus alertes, de meilleure humeur et plus actifs physiquement que les résidents qui n'étaient pas souvent touchés.

Gay Luce, qui a fondé le SAGE, un groupe visant à étudier la stimulation des personnes âgées, enseigne notamment l'art du massage[29]. Elle montre d'abord à des hommes et des femmes âgés comment se masser eux-mêmes, puis comment se masser mutuellement. La plupart de ses élèves de quatre-vingts ans ont estimé que se masser mutuellement était relaxant et réconfortant. Si certains, qui n'avaient pas été touchés depuis des années, associaient le toucher au souvenir de leurs conjoints, ce qui les rendait tendus et nostalgiques, il reste que la majorité jugeait ce type de toucher non menaçant parce qu'il était prévisible et très facile à apprendre. Elle a également constaté qu'administrer une friction du dos est souvent aussi satisfaisant qu'en recevoir une soi-même.

Dans une autre étude, J. Lynch et ses collègues ont rapporté que les gens âgés ayant un animal de compagnie vivaient plus longtemps que les gens sans animal[30]. Caresser un animal fait baisser la tension artérielle. La thérapie par les animaux est en passe de devenir une vaste entreprise commerciale, et les animaux sont désormais presque aussi souvent dressés pour la thérapie que pour le gardiennage. Beaucoup d'animaux qui seraient euthanasiés, ou qui sont refusés aux tests des chiens d'aveugles ou de handicapés, sont placés dans des hôpitaux, des résidences, des foyers pour enfants et des maisons de retraite. On a aussi recours aux animaux pour les enfants souffrant de troubles psychologiques. Les enfants du secteur psychiatrique dorment mieux et sont moins déprimés quand ils peuvent jouer avec un animal, et ces jeux aident aussi les enfants atteints de cancer, qui ont moins de nausées anticipatoires lorsqu'ils doivent subir une chimiothérapie.

Nos instituts de recherche sur le toucher ont récemment mené une étude sur les personnes âgées, les thérapeutes étant cette fois des nourrissons, et non plus des animaux[31]. Nous avons comparé des « grands-parents » volontaires pour masser des bébés (*figure 2*) et des « grands-parents » volontaires pour recevoir un massage. Les deux groupes rapportaient des effets positifs, notamment des modifications du style de vie telles qu'avoir davantage de contacts sociaux, boire moins de café, et aller moins souvent chez le médecin. De même, les deux groupes dormaient

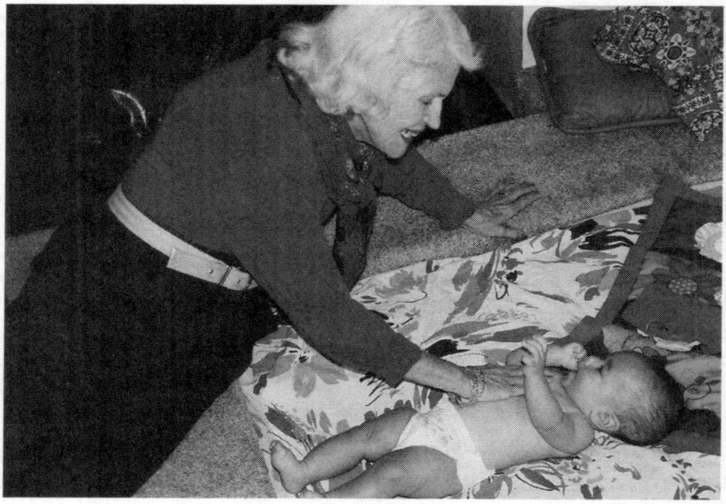

Figure 2. « Grand-mère » volontaire massant un nourrisson.

mieux, étaient moins déprimés et avaient une meilleure image de soi. Mais de façon surprenante, les effets étaient plus puissants lorsque les volontaires administraient le massage que lorsqu'ils en bénéficiaient.

Sarah, l'une de nos « grands-mères » volontaires, nous disait : « Masser des bébés m'a fait revivre et me sentir jeune. » Infirmière pédiatrique en retraite, elle avait perdu son mari quelques années plus tôt. Elle avait des enfants et des petits-enfants, mais comme ceux-ci vivaient sur la côte Ouest, elle était non seulement privée de contacts physiques, mais elle avait rarement l'occasion de toucher ses petits-enfants, et n'avait plus l'occasion de toucher les enfants que lui offrait autrefois son métier. Masser des nourrissons lui procurait une stimulation par le toucher, mais lui permettait surtout de passer du temps avec des petits-enfants de substitution. Le fait d'être à nouveau capable de s'occuper d'enfants contribuait à améliorer son image d'elle-même.

CHAPITRE III

Toucher pour se développer

Le toucher dans les phases primaires du développement : l'exemple des animaux

Nous pouvons avoir une idée de l'importance du toucher pour les bébés humains en observant la façon dont les mères manipulent leur progéniture. Dans plusieurs espèces, le léchage des nouveau-nés par la mère est crucial pour le développement du système sanguin, gastrointestinal, génito-urinaire, immunologique, neuroendocrin, reproductif et respiratoire de leurs jeunes. Comme on l'a vu, si les rattes ne lèchent pas leurs petits, ceux-ci finissent par mourir. Une fois adultes, les rats se stimulent en se léchant eux-mêmes, comme le font les chats et bien d'autres animaux.

L'importance du toucher pour le développement du nourrisson est soulignée par une quantité d'expériences reproduisant le comportement maternel. Une étude expérimentale menée par S. Levine et ses collègues a trouvé que les rats ayant été manipulés dans leurs premiers mois avaient dans le sang des niveaux plus élevés d'anticorps (les cellules qui combattent les infections) après une immunisation que ceux qui n'avaient pas été touchés [1], ce qui tend à indiquer un lien entre le toucher précoce et le système immunitaire. D'autres expériences ont montré que ces individus avaient un meilleur gain de poids, étaient plus actifs, moins craintifs, et avaient une meilleure résistance au stress à la suite d'un surcroît de manipulations. Des études du même ordre menées dans le laboratoire de Victor Denenberg suggéraient que les rats manipulés au cours des premiers jours pesaient davantage, obtenaient de meilleures performances dans les tâches cognitives et vivaient plus longtemps [2]. D'autres études, menées par M.J. Meaney et ses collègues, montrent que même la mémoire est meilleure chez les rats vieillissants ayant été davantage manipulés dans les premiers jours [3].

Le rat est l'animal idéal pour étudier les effets de la privation de toucher sur l'homme ; les rats comme les gens souffrent de retards de croissance s'ils sont privés de contact tactile. Les données préliminaires d'une récente étude par IRM d'enfants prématurés, menée par Neena Modi et ses collègues à l'Hammersmith Hospital de Londres, suggèrent que la zone du cerveau qui concerne la mémoire (l'hippocampe) pourrait se développer davantage à la suite de massages. On trouve la même chose chez les rats. Selon les chercheurs, la raison en est qu'un supplément de stimulation tactile abaisse les niveaux de cortisol (hormone anti-stress), ce qui permet un meilleur développement des cellules nerveuses dans l'hippocampe.

La même chose s'applique aux nouveau-nés : les recherches menées dans les instituts de recherche sur le toucher [4] montrent également que les niveaux de cortisol s'abaissent à la suite d'un massage [5].

La question reste posée de savoir si les gens ayant été davantage touchés au début de leur vie montrent moins de signes de sénilité, de même qu'on ignore si les effets de la privation de contacts tactiles peuvent être inversés plus tard dans la vie. Par exemple, les « grands-parents » volontaires qui ont été massés et qui ont massé des bébés au cours de l'étude décrite au chapitre précédent ont vu leur mémoire s'améliorer, mais il nous est difficile d'en tirer des conclusions, parce que nous n'avons pas mesuré la mémoire au cours de cette étude. Toutefois, plusieurs centres universitaires d'informatique ont rapporté qu'un nombre significatif de leurs programmeurs venaient d'Inde et étaient en mesure de mémoriser de longues séquences de chiffres. Cela peut être lié à la pratique largement répandue en Inde d'administrer deux massages quotidiens aux bébés.

Voici une trentaine d'années, Harry Harlow a mené à l'Université du Wisconsin une expérience devenue classique sur le toucher chez les singes [6]. Il a construit une mère de substitution en tissu-éponge, et une autre en fil de fer. Pour certains petits singes, la mère en tissu-éponge fournissait du lait, et pas la mère en fil de fer. Pour d'autres, c'était l'inverse. Les bébés singes préféraient la mère en tissu sans le lait, plutot que la mère en fil de fer avec le lait, ce qui suggère qu'ils avaient autant besoin de stimulation tactile, sinon plus, que de nourriture.

L'expérience de Harlow a démontré que le contact avec une mère en tissu-éponge était plus important qu'une mère en fil de fer ayant un biberon incorporé. Les bébés singes restaient sur la mère en tissu, et se penchaient pour aller téter la mère en fil de fer. Ceux qui n'avaient ni mère véritable ni mère de substitution prenaient l'habitude de s'entourer le corps de leurs bras. En grandissant, ces singes privés de contact ne développaient pas les habitudes normales de toilettage et avaient du mal à se reproduire.

Selon Steve Suomi, un étudiant de Harlow qui a poursuivi sa recherche, « l'histoire de l'intérêt pour le toucher remonte à Harry Harlow qui, voici plus de trente ans, alerta la psychologie et les autres sciences sur l'importance du toucher par ce qu'il a appelé le réconfort tactile dans ses études pionnières sur des bébés singes élevés sur des mannequins de substitution[7] ». Dans une expérience ultérieure, Suomi a montré que le toucher était la stimulation cruciale qui faisait défaut aux petits singes en l'absence de leur mère[8]. En séparant la mère et son petit par une vitre de plexiglas, ce dernier pouvait encore voir, entendre et sentir sa mère, mais pas la toucher. Les jeunes ne se portaient pas bien ; leur système immunitaire était déficient. Heureusement pour ces jeunes singes, la présence de pairs réconfortants a contribué à rétablir chez eux une situation normale (*figure 1*).

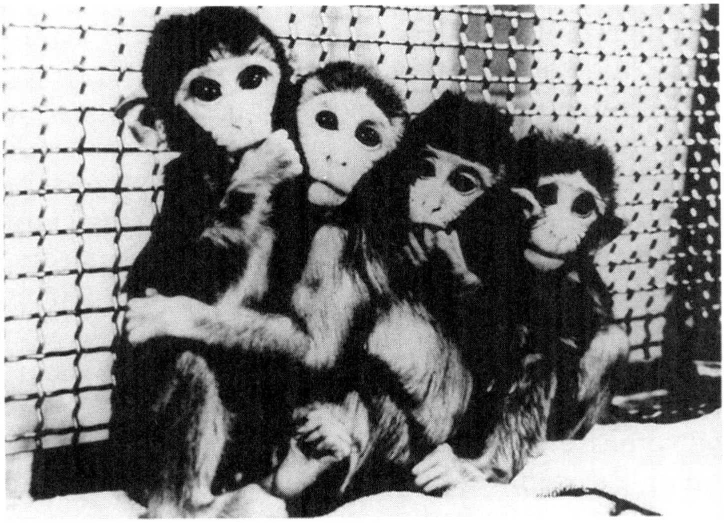

Figure 1. Singes de Harlow élevés entre pairs formant un « train de contact ». Tiré de S.J. Suomi, « Touch and the immune system in rhesus monkeys », in T.M. Field (dir.), Touch in Early Development, *Lawrence Erlbaum, 1995.*

Le toucher au cours de la grossesse et de l'accouchement

Le premier contact commence dès le début de la grossesse. Les femmes enceintes s'appliquent souvent des crèmes sur le ventre pour éviter les vergétures. Les sages-femmes encouragent aussi le massage des zones proches de l'ouverture du vagin, qui est très étiré et souvent déchiré au cours de l'accouchement. Les cours d'accouchement naturel apprennent aux partenaires des femmes à les masser au cours du travail pour favoriser la circulation, les contractions de l'utérus et l'expulsion du placenta. Les fœtus peuvent fort bien ressentir cette stimulation et y réagir, comme ils le font aux vibromasseurs selon des chercheurs américains et français qui ont enregistré une activité fœtale en réaction à ces appareils, suggérant que le fœtus perçoit la vibration [9]. (Par ailleurs, nous avons noté récemment que de très jeunes fœtus montrent une activité accrue lorsque l'on masse les pieds de leur mère.) Certains chercheurs ont soulevé des objections à l'usage de ces vibromasseurs, parce qu'ils affectent négativement le système auditif des fœtus de poule. Il reste que le mouvement lent et rythmé du massage à l'aide de ce type d'appareil a sans doute pour simple conséquence d'agiter un peu plus le liquide amniotique – ce qui peut faire de ces fœtus d'excellents nageurs.

Le fœtus reçoit un massage continu tout au long de la grossesse, tant par le liquide amniotique que par les entrailles de la mère. En outre, les femmes enceintes massent instinctivement leur bébé dans leur ventre. Si l'enfant donne un coup de pied, la mère va réagir en massant cette zone de l'abdomen, établissant ainsi une première relation avec lui. L'enfant perçoit le mouvement des mains de sa mère et se familiarise avec ses caresses. Le toucher modifie aussi les niveaux d'ocytocine, un composant chimique dépendant du climat hormonal (œstrogène) qui a un effet relaxant, favorise le toucher, encourage la formation de liens, favorise la montée du lait au cours de l'allaitement et déclenche les contractions utérines qui accompagnent l'accouchement (et l'orgasme) [10].

Dans l'une de nos études, vingt-six femmes enceintes ont été assignées à un groupe de massage ou un groupe de relaxation sur une période de cinq semaines [11]. Les deux groupes rapportaient moins d'anxiété après la première session et moins de douleurs dans les jambes après la première et la dernière session. Mais seul le groupe de massage a rapporté une baisse de l'anxiété, une amélioration de l'humeur, un meilleur sommeil et moins de douleurs dorsales le dernier jour de l'étude. En outre, le groupe de massage montrait une baisse de l'hormone anti-stress utérine (norépinéphrine/noradrénaline). Ces femmes avaient aussi moins de complications au cours du travail, leurs enfants avaient moins de complications postnatales et étaient moins souvent prématurés.

Malheureusement, le massage cesse aussitôt après l'accouchement, à moins que les parents n'aient conscience de son importance. Frédéric Boyer a tenté de décrire la naissance du point de vue de l'enfant [12]. Fort d'une longue expérience, il a modifié sa façon d'accoucher : il a baissé les lumières, réduit le niveau sonore et massé les nouveau-nés dans de l'eau tiède.

La respiration de l'enfant est favorisée par l'action massante des contractions utérines et du passage par le bassin. Ce passage de dix centimètres est à la fois « le voyage le plus périlleux » et « le meilleur massage au monde ». En l'absence de l'action massante du glissement à travers le bassin, le système respiratoire de l'enfant risque de se déployer plus lentement. Par exemple, les enfants prématurés ou nés par césarienne ont souvent des problèmes respiratoires. Sachant cela, les médecins effectuent souvent des tests avant une césarienne pour déterminer si le système respiratoire de l'enfant est suffisamment développé pour résister à l'absence du massage des contractions et du bassin, qui contribue à libérer la substance lipoprotéinée qui baigne les poumons de l'enfant comme un lubrifiant et les aide à se déployer et se contracter.

Marshall Klaus et John Kennell, deux pédiatres de réputation mondiale, ont forgé plusieurs termes pour les nouvelles pratiques d'accouchement qu'ils ont initiées, notamment le *lying-in* ou *rooming-in*, soit l'une des premières formes de cohabitation mère-enfant dans le département d'obstétrique, ainsi que le *bonding*, qui signifie en clair « être collé » à quelqu'un. Ils ont même adapté des mots issus d'autres langues, comme la *doula*, mot grec désignant une femme qui aide la mère et le père au cours de l'accouchement [13].

Selon Marshall Klaus, la *doula* touche la mère, la tient, et lui explique ce qui se passe au cours du travail. Elle l'encourage, la félicite et la guide en respectant son propre rythme. Il rapporte que les mères accompagnées d'une *doula* pendant le travail et l'accouchement caressent davantage leur enfant, lui sourient et lui parlent plus souvent au cours des premières heures. Elles ont aussi une appréciation plus positive de leur enfant et de leur mari, et allaitent plus longtemps.

Selon John Kennell, la coutume dans cent vingt-sept sociétés non industrielles sur cent vingt-huit est d'avoir une autre femme présente au cours du travail. Selon les données de cette étude, la présence de la *doula* entraîne moins de complications périnatales, moins de prescriptions de médicaments, moins de césariennes, un travail moins long, et moins de nouveau-nés admis en soins intensifs. Pendant plus de 50 % du temps de travail, on a observé que la *doula* touchait la mère de différentes façons : en lui caressant la tête, en lui massant les tempes, en lui tenant la main, en lui frottant le dos au début du travail et en la tenant à bras le corps dans une phase ultérieure, notamment pendant les contractions.

Au cours de l'évolution et dans diverses cultures, la femme en travail a reçu une quantité significative de contact tactile des personnes qui l'assistaient, en général d'autres femmes. Mais pour l'obstétrique américaine, cette procédure est nouvelle et rarement pratiquée, sans doute parce que les compagnies d'assurance ne couvrent pas la *doula* – une mesure à courte vue en l'occurrence, puisqu'elles pourraient faire économiser des dizaines de milliers de dollars en réduisant les complications périnatales. Il ne fait pas de doute que le coût des césariennes et du traitement des prématurés, à quoi s'ajoute le prix des journées d'hôpital, dépasse de loin celui des *doula* et des massages, à quoi l'on rétorquera sans doute que ces procédures ont « fait la preuve » de leur efficacité, et pas les *doula*.

Pour contribuer à réduire les complications au cours du travail, nous avons mené une étude sur le massage thérapeutique à ce moment crucial [14]. Vingt-huit femmes ont été recrutées dans des cours d'accouchement sans douleur et assignées au hasard à un groupe recevant des massages et une guidance respiratoire de la part de leur partenaire, ou à un groupe recevant uniquement une guidance respiratoire (technique enseignée dans les cours d'accouchement). Les mères ayant reçu des massages déclaraient qu'elles étaient moins déprimées et ressentaient moins d'anxiété et de douleur, et qu'elles étaient moins agitées et anxieuses après le premier massage au cours du travail. En outre, les mères massées avaient un travail significativement réduit, des séjours hospitaliers plus courts et moins de dépression post-partum.

Les complications post-partum comme les spasmes musculaires, la congestion et la dépression post-partum peuvent aussi être prévenues par un massage thérapeutique. En Malaisie, les mères sont régulièrement massées par leur mère ou leur grand-mère dès le surlendemain de l'accouchement, et chaque jour ensuite pendant six semaines. Le massage dilate les vaisseaux sanguins, ce qui tend à améliorer l'état général de la mère et permet de prévenir les spasmes musculaires et la congestion. Dans l'une de nos études, nous avons administré à des mères adolescentes déprimées trente-cinq minutes de massage deux fois par semaine pendant un mois après l'accouchement ; non seulement leur état dépressif et leurs niveaux d'hormone anti-stress (moins de cortisol) se sont améliorés, mais leurs niveaux de sérotonine ont monté [15]. La montée de la sérotonine a pu également abaisser leur dépression, puisque la sérotonine est l'équivalent naturel des composants chimiques d'un grand nombre d'antidépresseurs. Autre effet positif du massage, on voyait à l'électroencéphalogramme (EEG) les ondes se déplacer du côté droit du cerveau, qui gère les émotions négatives, au côté gauche, qui gère les émotions positives [16]. Nous avons ensuite invité ces mères déprimées à masser leurs enfants, ce qui a eu un effet bénéfique non seulement sur eux, mais sur la relation qu'avait leur mère avec eux.

Pratiquement toutes les sociétés non industrielles (183 sur 186) jugent normal que la mère et l'enfant restent ensemble pendant des jours ou des semaines après l'accouchement. On n'autorise pratiquement nulle part les types de séparation qui sont la routine dans beaucoup d'hôpitaux occidentaux. Selon John Kennell, les mères qui sont caressées ou tenues par une *doula* ou des personnes significatives au cours de leur accouchement commencent à explorer le corps de leur enfant juste après la naissance, touchant d'abord ses membres du bout des doigts, puis passant au bout de quelques minutes à un massage du dos avec la paume de la main [17].

Dans une autre étude, Klaus et Kennell ont fait manipuler à des mères leur bébé nu pendant une heure dans les deux heures suivant la naissance, et pendant cinq heures au cours des trois jours suivants [18]. Un entretien mené un mois après la naissance révélait que, contrairement aux mères n'ayant eu qu'un contact de routine avec leur enfant, celles qui avaient davantage manipulé leur bébé le calmaient mieux, le berçaient davantage et avaient plus de contact visuel avec lui pendant la tétée. En outre, elles passaient plus de temps à assister le médecin au cours des examens de routine, posaient plus de questions et donnaient moins d'ordres à leurs enfants deux ans plus tard, et ceux-ci avaient de meilleurs scores sur les tests de QI et de langage à l'âge de cinq ans. John Kennell a d'ailleurs trouvé que le meilleur prédicteur de la quantité de temps qu'une jeune mère va passer avec son bébé est la quantité de temps qu'elle a passé au même âge au contact de sa propre mère [19].

Étant donné la quantité considérable de contact entre le nourrisson et sa mère, il n'est peut-être pas si surprenant que les mères puissent reconnaître leur enfant au toucher si peu de temps après la naissance. Dans une étude menée par Marsha Kaitz et ses collègues de l'Université hébraïque de Jérusalem, les femmes qui tenaient leur enfant pendant au moins une heure après la naissance étaient capables d'identifier celui-ci, lorsqu'on les plaçait les yeux bandés devant une rangée de nouveau-nés [20], en lui touchant simplement les mains et le front. Les pères étaient également capables d'identifier leur enfant, mais uniquement par les mains [21]. Soit dit en passant, Kaitz et ses collègues ont également trouvé que des amants peuvent s'identifier l'un l'autre à l'aveugle en se touchant simplement la main [22].

Le toucher est crucial pour l'établissement du lien avec le bébé. Au cours des premiers mois, la plupart des liens affectifs de l'enfant sont d'ordre tactile [23]. Il manipule le sein de sa mère tout en tétant et, quelques mois plus tard, tapote le visage de sa mère et rend les baisers. Bien que l'on considère la période qui suit immédiatement la naissance comme la plus importante pour l'établissement du lien parent-enfant, ce lien commence à s'établir avant même la naissance, notamment à présent que les parents peuvent voir des images de leur enfant à l'échographie et entendre les battements de son cœur. Certains parents font même chaque jour la lecture à leur enfant et le stimulent avec un vibromasseur, comme on l'a vu plus haut.

Nous avons mené une étude qui offrait aux femmes enceintes un retour d'échographie[24]. On leur a montré une vidéo de leur enfant prise au cours de l'échographie, et le médecin leur a décrit les parties du corps et les mouvements du bébé. Comme nous l'avions espéré, cette procédure a réduit l'anxiété prénatale, mais nous avons aussi été surpris de voir que les mères s'attachaient ainsi davantage à leur enfant. Autre surprise : les nouveau-nés prenaient plus de poids, étaient moins agités et réagissaient davantage à leurs parents que ceux dont la mère n'avait pas reçu ce retour d'échographie. En réduisant l'anxiété de la mère, on réduisait sans doute aussi les hormones anti-stress passant par le placenta, susceptibles de provoquer des retards de poids chez l'enfant et d'entraîner une hypersensibilité du système nerveux. Les changements positifs des habitudes maternelles (une meilleure alimentation et un meilleur sommeil, par exemple) dus à une chute des niveaux de stress, pouvaient aussi expliquer pourquoi les nouveau-nés pesaient davantage et étaient moins irritables que les enfants nés de mères plus stressées.

Nous avons également appris que nous pouvions prédire la dépression post-partum en demandant : « Votre partenaire et vous désirez-vous cet enfant ? » Le post-partum, qui affecte jusqu'à 80 %

des femmes, a des effets terribles sur les nouveau-nés. Les bébés dont la mère est dépressive ont des scores inférieurs sur l'échelle Brazelton du comportement néonatal, qui évalue le degré de stimulation visuelle, auditive, sociale et non sociale des nouveau-nés, ainsi que leur motricité, leurs comportements d'auto-apaisement et leurs réflexes [25]. Ces enfants sont aussi moins attentifs et moins réactifs aux visages [26], et leur perception des stimuli auditifs, tactiles et visuels est moins développée [27]. En outre, leur activité encéphalienne est semblable à celle de leur mère [28]. Les différences à ce stade précoce tiennent sans doute au fait que ces bébés ont été exposés aux niveaux élevés d'hormones anti-stress de leur mère au cours de la grossesse [29], parce qu'à la naissance, les nouveau-nés ont les mêmes niveaux de ces hormones que leur mère. Après la naissance, les mères déprimées touchent leur bébé moins souvent que les mères non déprimées [30]. Quand la dépression maternelle persiste, l'enfant souffre de retards de croissance et du développement. Si la mère est encore déprimée six mois après la naissance, l'enfant pèse moins que la norme et, à un an, a des scores mentaux et moteurs plus faibles sur l'échelle de Bayley.

Klaus et Kennell estiment depuis longtemps que lorsqu'une mère est séparée de son enfant dans la période suivant la naissance, elle se sent désemparée et déprimée [32]. Selon eux, elle doit participer activement au soin du bébé, non seulement pour le bien-être de celui-ci, mais aussi pour le sien propre, et ils ont lancé la pratique de la cohabitation enfant-mère dans la même chambre, pour permettre à la mère d'être la première responsable du soin continu de son nouveau-né. Ils sont également parmi les promoteurs du contact précoce, les bébés étant placés peau contre peau sur la poitrine de leur mère juste après la naissance (*figure 2*), pratique qui a inspiré des dizaines d'études dans le monde. Ces études montrent en général que les mères qui ont un contact précoce sont plus satisfaites de leur enfant, passent plus de temps à regarder son visage et à interagir avec lui. En outre, ces enfants pleurent moins et sourient davantage à leur mère que ceux qui sont séparés d'elle.

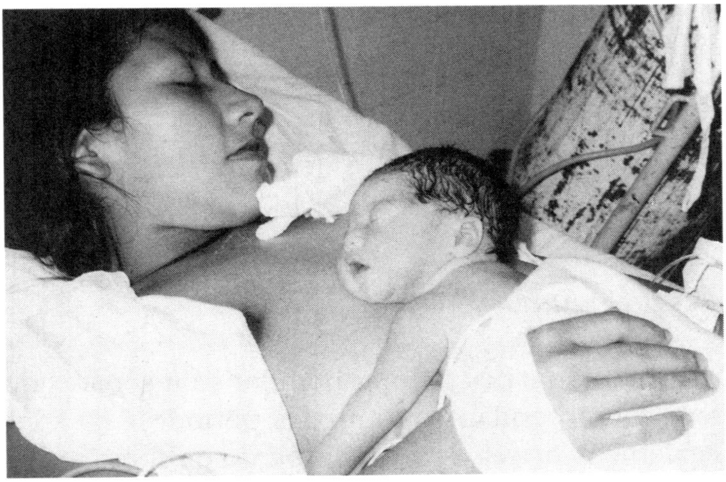

Figure 2. Une mère et son bébé, peau contre peau. Publié avec l'autorisation de Gene Cranston Anderson, PhD, RN, FAAN.

Séparation précoce

Les effets de la séparation maternelle ont été étudiés par Myron Hofer sur des rattes et leurs petits en tant que modèle d'extrême séparation [33]. Il a noté que l'expérience de séparation provoquait une excitabilité accrue chez les jeunes, qui finissaient par mourir. *In utero*, un fœtus reçoit une stimulation tactile et un retour continus du rythme cardiaque de la mère, de son rythme respiratoire et d'autres rythmes physiologiques ; puis, après la naissance, il se retrouve dans le monde soudain privé de tout cela. À ce moment crucial, le petit rat a besoin de la stimulation thermale et tactile de sa mère pour éviter cette hyperexcitabilité. Malgré ses efforts pour créer des mères de substitution en recouvrant un radiateur d'une fourrure, Hofer ne put ramener les petits à un état normal auprès de leur fausse mère.

Les prématurés

Les enfants nés prématurément sont séparés de leur mère pendant de longues périodes. Ils sont également privés de contact parce qu'il est indispensable pour leur survie de les placer en couveuse pendant les premiers jours. Allen Gottfried a observé que ces enfants sont essentiellement touchés de façon non sociale dans la couveuse [34]. On peut déplorer que les couveuses aient toujours été par excellence le domaine hospitalier de l'absence de contact. Pour reprendre les termes d'une infirmière de ce service, « la couveuse est une forteresse imprenable sur une terre sans parents, protégée de l'assaut de parents avides de contact par un rideau de verre ». Il n'est donc pas surprenant qu'il faille beaucoup plus de temps aux mères de prématurés pour progresser du toucher du bout des doigts jusqu'à prendre l'enfant dans leurs bras, sans doute parce que ces mères voient leurs enfants prématurés comme fragiles.

Beaucoup de services de soins intensifs aux prématurés affichent des avertissements interdisant de toucher les bébés, de crainte que toute stimulation provoque une désorganisation chez ces enfants prématurés et malades. Cette pratique s'est mise en place parce que les touchers invasifs tels que les prises de sang et l'intubation pour nourrir artificiellement les enfants provoquent des effets indésirables comme l'apnée (arrêt de la respiration) et la bradycardie (ralentissement du rythme cardiaque). Malheureusement pour les prématurés, toutes les formes de toucher ont été incluses dans la catégorie négative, alors qu'il a été démontré qu'un toucher léger et affectueux avait des effets positifs. On a noté par exemple que les bébés à qui l'on donnait une tétine criaient moins pendant les prises de sang (*figure 3*), sans doute parce que téter et crier sont incompatibles [35]. De même, lorsque l'on caressait les enfants, ils étaient calmes et alertes, plutôt qu'excités et physiologiquement perturbés [36].

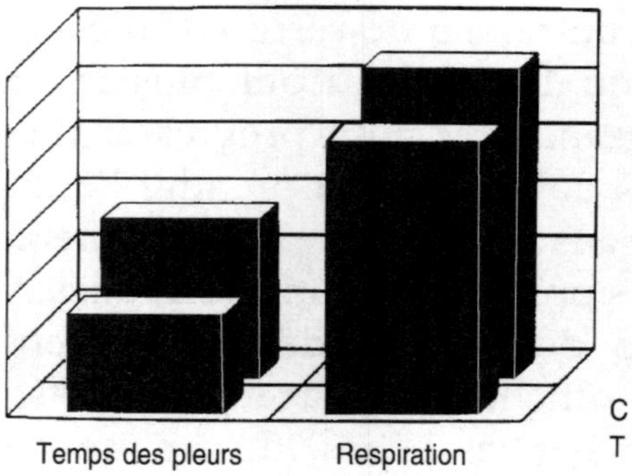

Figure 3. Réduction des pleurs au cours d'une tétée non nutritive.

Accroître la stimulation tactile

Des dizaines d'études ont montré les effets positifs produits par différentes sortes de toucher sur des enfants prématurés, notamment les caresses et le bercement, ainsi que des dispositifs comme les matelas d'eau et les ours en peluche dotés d'un système de respiration. Par exemple, Neal a trouvé que les enfants bercés prenaient plus de poids et suivaient mieux les stimuli visuels et auditifs que les enfants non bercés [37]. Freedman et son équipe ont montré que sur deux jumeaux, le jumeau bercé prenait davantage de poids [38]. Des études indépendantes menées par Rausch d'une part et par White et LaBarba, d'autre part, ont montré que lorsqu'on faisait bouger les membres de l'enfant, celui-ci prenait plus de poids, était plus actif et plus vigilant [39].

D'autres formes de stimulation tactile, comme les matelas d'eau, ont aussi une certaine efficacité. Annelise Korner et ses collaborateurs de la faculté de médecine de l'Université de Stanford ont constaté que les matelas d'eau dans les couveuses pouvaient réduire l'apnée chez les prématurés [40]. Sa collègue, Evelyn Thoman, a mis au point l'ours qui respire, une peluche bleue dont on synchronise la respiration audible sur le rythme respiratoire naturel de l'enfant et que l'on place près de lui dans la couveuse. Les bébés à qui l'on avait donné cette peluche se déplaçaient peu à peu vers le coin où l'ours était posé pour être en contact avec lui, et dans la mesure où son rythme respiratoire était semblable au leur, ces enfants synchronisaient mieux leur respiration [41]. Cela rappelle l'étude de M.A. Hofer sur les rattes et sa conclusion que le rythme respiratoire de la mère organise la respiration de l'enfant [42]. Le bercement et l'ours qui respire rappellent le rythme respiratoire de la mère, et le rythme des mouvements caressants et tapotants de la mère peuvent se rapprocher de son rythme cardiaque. Lorsque le nouveau-né est séparé de sa mère, il utilise ses propres modèles de rythme, comme l'autobercement et le fait de sucer son pouce ou une tétine, pour organiser sa propre activité. Ces comportements de mise en rythme se poursuivent tout au long de la prime enfance.

Les mères ont dû sentir intuitivement l'importance de la stimulation des rythmes naturels avant même que les peluches respirantes n'apparaissent sur le marché. Dans une étude, Lee Salk a montré que les mères tendaient plutôt à tenir leur enfant du côté gauche ; il a émis alors l'hypothèse que cela tenait au besoin du bébé de continuer à entendre battre le cœur de la mère [43]. (D'autres ont suggéré que cette position était préférée parce qu'elle libère la main droite de la mère.) Dans le groupe de Salk, les enfants tenus du côté gauche prenaient plus de poids, criaient moins, avaient moins de problèmes respiratoires et gastro-intestinaux, et avaient un souffle plus profond et plus régulier.

Les bébés reçoivent aussi une grande stimulation par la bouche. Dès les premiers instants de la vie, celle-ci joue un rôle sophistiqué – ce qui n'a rien d'étonnant puisque la bouche, tout comme la main, implique la majeure partie du cortex sensitif et moteur. Téter, et savoir téter différemment au sein, au biberon ou à la tétine, exigent des compétences considérables. En fait, ces activités sont si complexes que l'on estime qu'elles sont installées à un stade extrêmement précoce du développement prénatal. Certains enfants tètent si avidement leur pouce dans l'utérus qu'ils arrivent au monde avec des abrasions sur les mains. Les prématurés, même quand ils sont nourris artificiellement, prendront plus de poids s'ils ont une tétine au cours de l'intubation [44].

Avoir une tétine est bon pour les bébés. Dans l'une de nos nurseries, il faut une ordonnance pour en obtenir une, parce que l'on craint une éventuelle contamination en cas de partage accidentel des tétines. Il en résulte que l'on se croirait dans un asile d'aliénés quand tous les bébés se mettent à pleurer en même temps. Les pleurs consomment beaucoup d'énergie et sont très perturbants pour l'enfant, et très irritants pour son entourage. Des pleurs excessifs quand le nourrisson a entre six semaines et six mois sont sans doute le pire problème à ce stade du développement infantile. Malheureusement, on ignore encore la cause de ces pleurs, et il semble que rien n'y fasse. Nous essayons actuellement les massages pour les enfants souffrant de ce trouble, car les thérapeutes de cette discipline soutiennent qu'il fonctionne à merveille. Mais les pleurs qui persistent au cours du développement précoce peuvent être fortement réduits chez la plupart des bébés par l'usage de tétines. Il serait bon que les bébés disposent d'un assortiment de tétines de tailles, de formes et de textures différentes, ce qui favoriserait une exploration précoce par la bouche tout en ayant un effet apaisant.

Un autre comportement buccal sophistiqué qui est peut-être inné est l'imitation. Dans les heures qui suivent la naissance, les nouveau-nés peuvent imiter des expressions faciales de satisfaction, de tristesse et de surprise, par la simple sensation tactile du mouvement de leurs lèvres pendant qu'ils regardent celles de leur interlocuteur et s'efforcent de bouger les leurs de la même façon (*figure 4*) [45]. Mais tous les nouveau-nés ne font pas cela ; certains sont plus portés sur les grimaces que d'autres.

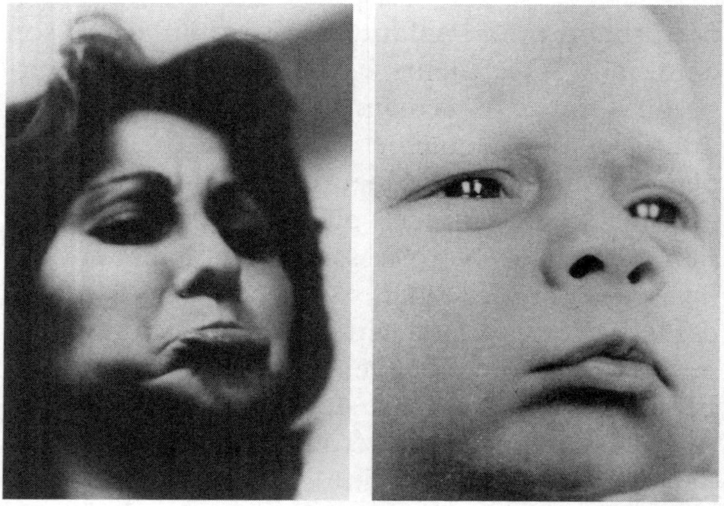

Figure 4. Nouveau-né imitant des expressions faciales.

Le portage

Une autre forme de toucher qui apaise l'enfant, notamment les prématurés, est celle du portage kangourou. Venue de Colombie, cette pratique de proximité précoce est ainsi nommée parce qu'elle évoque la façon dont les marsupiaux portent leurs jeunes. Dans ce type de portage, la mère ou le père tient l'enfant avec sa couche ou tout nu sous ses propres vêtements, peau-à-peau, et le bébé a la tête entre les seins de sa mère ou sur la poitrine de son père (*figure 5*). Dans cette position, les bébés sont tenus bien au chaud et ont un rythme respiratoire et cardiaque régulier, ainsi qu'une bonne oxygénation. Ils dorment aussi plus profondément, sont plus alertes dans les moments d'inactivité, et

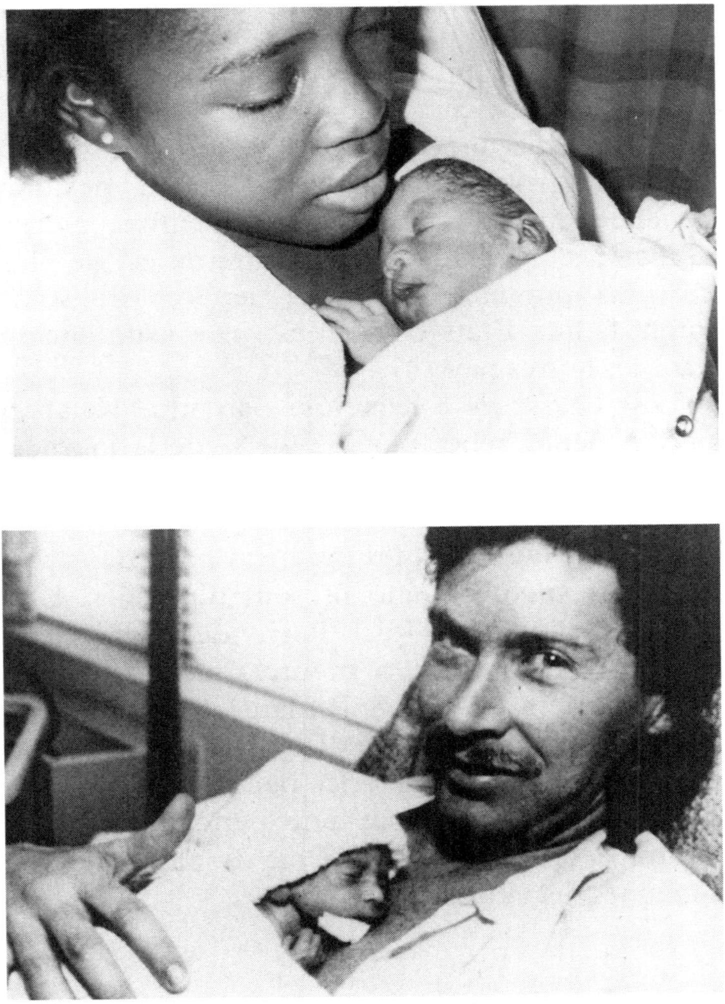

Figure 5. Parents tenant leur bébé selon la pratique du « portage kangourou ».

pleurent moins. En outre, les mères qui adoptent cette pratique de portage allaitent leur enfant et s'attachent ainsi davantage à lui. Selon Gene Anderson, une infirmière qui a mené de nombreuses études, ce type de portage favorise aussi une croissance normale de la tête parce que la position verticale est meilleure que la position couchée, où le nourrisson a la tête enfoncée dans le matelas [46]. Si le portage kangourou est de plus en plus populaire dans les services de soins intensifs aux États-Unis, il est plus usité encore dans les autres pays.

Les chasseurs-collecteurs San du Kalahari portent leurs bébés plus de 90 % de la journée. Aux États-Unis, par contre, les enfants ne sont portés et tenus dans les bras que deux à trois heures par jour dans les premiers mois de la vie, et moins encore quand ils sont plus âgés. Une étude menée par Ron Barr, de l'Université MacGill au Canada, a montré que lorsque les mères portent davantage l'enfant, il pleure moins souvent, notamment à l'âge crucial de six semaines [47]. Cette différence peut monter à 43 % de pleurs en moins sur une période de vingt-quatre heures. En outre, le pic de pleurs des six semaines disparaissent.

Le toucher au cours des premières interactions

En Afrique, chez les tribus de chasseurs-collecteurs Efé, les mères touchent et tiennent leurs bébés environ 50 % du temps. Selon Ed Tronick et ses collègues, qui ont étudié ces tribus, le contact avec le père est significativement moindre qu'avec la mère, et le contact avec la mère décroît au cours des premières années de l'enfance [48]. Ces mêmes chercheurs ont trouvé par ailleurs qu'aux États-Unis les mères passent environ 60 % de leur temps d'interaction à toucher leur enfant, essentiellement en le caressant et en le berçant. Les chatouilles et les baisers sont moins fréquents et plus discrets, mais à l'âge de deux ans, les enfants ont appris à prendre dans les bras et à embrasser. Les mêmes études effectuées sur des mères déprimées montrent toutefois qu'elles repoussent plus souvent leurs bébés, de sorte que les enfants pleurent et se détournent d'elles [49].

Le toucher dans l'enfance et à l'adolescence

Ashley Montagu raconte qu'en 1894, Luther Emmett Holt, professeur en pédiatrie à la faculté de médecine de Cornell University, publia une brochure intitulée *The Care and Feeding of Children* [50]. Dans sa quinzième édition, en 1935, Holt recommandait l'usage du biberon (tout aussi bon que l'allaitement) et l'abolition du berceau, conseillait de ne jamais prendre un enfant dans les bras, même s'il crie longtemps, et de ne le nourrir qu'à des intervalles de quatre heures. Vers la même époque, le professeur John Watson rédigea pour sa part un ouvrage dans lequel il déclarait : « Il existe une façon raisonnable de traiter les enfants. Ne jamais les prendre dans les bras ni les

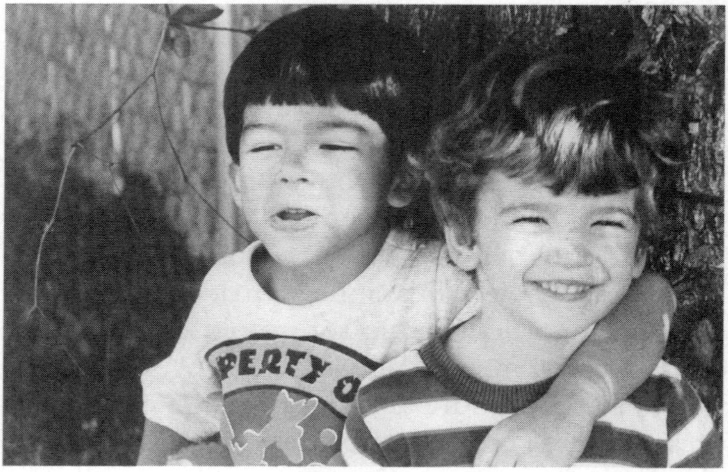

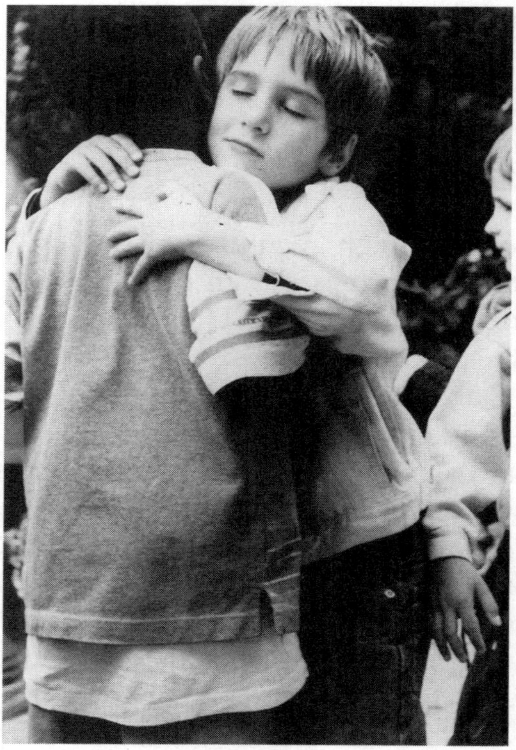

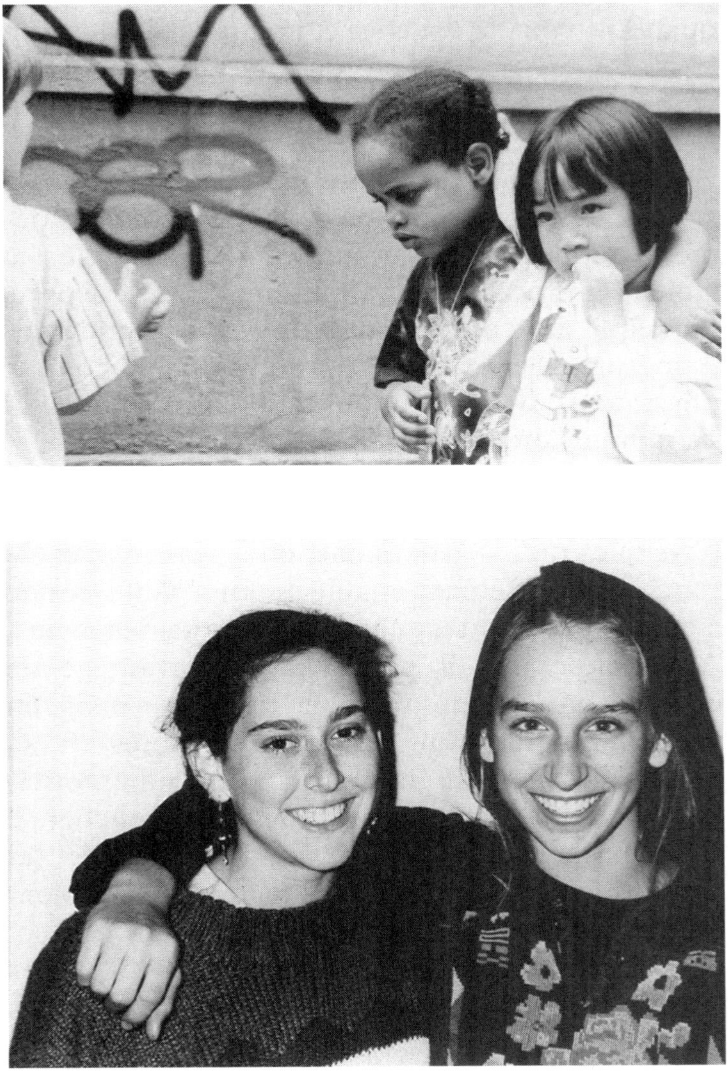

Figure 6. Exemples de contrats affectueux entre enfants et entre adolescents.

embrasser, ne jamais les prendre sur les genoux. S'il le faut, donnez-leur un baiser sur le front quand ils vont se coucher et une poignée de main le matin[51]. » Il est triste de constater que notre culture a eu tendance à suivre ces conseils pendant la majeure partie du XXe siècle.

La stimulation apaisante par les parents et les rythmes d'autostimulation de l'enfant sont rapidement remplacés par le jeu avec les pairs (le jeu violent et brutal au stade préscolaire, et les sports d'équipe au cours élémentaire et secondaire). À mesure que les enfants grandissent, le contact physique est de plus en plus tabou, du moins celui des parents ou des adultes avec les enfants.

Lorsqu'ils sont en âge d'aller au collège, les enfants reçoivent environ la moitié du contact physique qu'ils recevaient en primaire, et le toucher est différent : épaule contre épaule, coude à coude, plutôt qu'un contact direct par les mains. À l'adolescence, il peut y avoir davantage de contact en cas de relations intimes, mais en général, l'adolescent traite les membres de sa famille comme s'ils avaient une maladie contagieuse. Étant donné les tabous sur le toucher, il n'est pas surprenant que des adolescents (et certains adultes) privés de contact physique soient attirés par les danses qui impliquent un contact avec le partenaire, les bains de minuit, les plages de nudistes et les matelas d'eau. D'autres études sur le toucher chez les adolescents mentionnent la pratique de douches très longues, des bains de soleil marathon, l'application de couches épaisses de maquillage, et les frictions du dos dans les salles de classe des collèges, pratiques qui semblent être apparues à l'époque où l'on a décrété que les enseignants ne pouvaient plus embrasser ou toucher les enfants. Les frictions du dos et les accolades entre individus du même sexe semblent la règle dans les lycées, comme l'étaient auparavant les bras autour du cou et de la taille des « amoureux » (*figure 6*).

Le toucher à l'âge adulte

« L'esprit français, qui définit les rapports sexuels comme "l'harmonie de deux âmes au contact de deux épidermes", exprime élégamment une vérité première – l'implication massive de la peau dans l'union sexuelle, écrit Ashley Montagu. En vérité, il n'y a pas d'autres relations où la peau soit aussi totalement impliquée que dans le rapport sexuel. Le sexe a d'ailleurs été appelé la forme la plus haute de toucher. Au sens le plus profond, le toucher est le véritable langage du sexe. Les lèvres et les organes génitaux externes sont particulièrement riches en terminaisons nerveuses concaves, ramifiées en forme de disque[52]. »

Montagu oublie de mentionner que les lèvres et les organes génitaux sont aussi très fournis en glandes sébacées, qui secrètent du sébum, une substance hydratante dont on pense qu'elle agit comme un phéromone. Les phéromones sont en général des odeurs, comme le musc, qui attirent les individus l'un vers l'autre, mais dans le cas du sébum, c'est le goût qui est impliqué et qui peut faciliter les baisers, l'attachement et l'intimité sexuelle.

On ne connaît pas la signification fonctionnelle du baiser. Desmond Morris propose l'hypothèse suivante : « Dans les premières sociétés humaines, avant l'invention des petits pots pour bébés, les mères sevraient leurs enfants en mâchant la nourriture et en la passant dans la bouche de l'enfant dans un contact lèvre-à-lèvre, ce qui impliquait naturellement une forte pression linguale et intrabuccale. Cette forme de soin parental, proche de celle des oiseaux, nous semble aujourd'hui étrange, mais notre espèce l'a sans doute pratiquée pendant un million d'années ou davantage, et le baiser érotique adulte que nous connaissons est presque certainement un geste archaïque issu de ces origines [53]. »

Le baiser existe peut-être aussi parce que les lèvres sont particulièrement riches en glandes sébacées et que le sébum peut faciliter l'attachement entre mère et enfant et entre amants.

Pour certains, la partie la plus significative de l'intimité sexuelle est simplement un contact proche. Dans une enquête portant sur cent mille personnes rapportée par Ann Landers, on a posé la question suivante : « Seriez-vous satisfait d'être tenu et traité tendrement en oubliant l'acte sexuel [54] ? » 72 % des personnes interrogées ont répondu oui. Parmi elles, 40 % avaient moins de quarante ans. Certains ont noté que le contact physique, en particulier pour une femme, est un acte très intime. À tout âge, y compris avant la naissance, les femmes ont des seuils de toucher et de douleur plus bas que ceux des hommes, ce qui peut expliquer pourquoi les femmes réagissent davantage au toucher. Toutefois, les garçons sont caressés moins souvent et tenus sur des périodes plus courtes que les filles, ce qui pourrait expliquer pourquoi ils sont moins sensibles au toucher. Mais plus tard, selon le Rapport Hite sur la sexualité masculine, les hommes rattrapent les femmes et désirent à leur tour que celles-ci les touchent plus souvent de façon non sexuelle.

Dans le programme de thérapie sexuelle conçu par Masters et Johnson, le Sensate Focus System, aucun acte sexuel n'est autorisé pendant les premières semaines de la thérapie [55]. Les couples se bornent à toucher mutuellement leur corps. Cela supprime en partie l'angoisse de la performance et renforce le désir sexuel.

Certains vont jusqu'à dire que le toucher est notre contact le plus puissant. Selon Saul Schanberg, « le toucher est dix fois plus puissant que le contact verbal ou émotionnel, et il affecte pratiquement tout ce que nous faisons. Aucun autre sens ne peut nous exciter autant que le toucher. Nous l'avons toujours su, mais nous n'en avons jamais compris le fondement biologique. Si le toucher n'était pas bon, il n'y aurait pas d'espèces, pas de parenté ni de survie. La mère ne toucherait pas son bébé comme il convient si elle n'éprouvait pas de plaisir à le faire. Si nous n'aimions pas la sensation de nous toucher l'un l'autre, nous n'aurions pas de relations sexuelles. Les animaux qui touchaient davantage d'instinct ont produit une progéniture qui survivait mieux et avait davantage d'énergie, et ont donc transmis leur tendance à toucher qui s'est ainsi accentuée. Nous oublions que *le toucher n'est pas seulement fondamental pour notre espèce, mais qu'il en est le fondement même* [56] ».

CHAPITRE IV

La privation de contact physique

La stigmatisation du toucher

Au moins 30 % des filles et 10 % des garçons sont molestés sexuellement avant l'âge de dix-huit ans aux États-Unis [1]. Cette forte incidence d'abus sexuels a été un frein puissant à un développement sexuel sain. Les parents et les enseignants craignent désormais de toucher les enfants parce que leurs marques physiques d'affection risquent d'être mal interprétées, de sorte que les enfants sont privés de contacts physiques à un âge très précoce. C'est aussi la raison pour laquelle les écoles maternelles n'embauchent plus de personnel masculin. La perte de ces modèles potentiels pour l'acquisition des rôles chez les enfants est encore une autre forme de privation tactile induite par la politique du « toucher zéro ».

Comme l'écrit Ashley Montagu, « cette inquiétude est compréhensible dans une société qui confond à ce point l'amour, le sexe, l'affection et le toucher. Des parents authentiquement aimants n'ont rien à redouter de leurs gestes d'affection vis-à-vis des enfants ou de qui que ce soit d'autre [2] ». L'aspect le plus problématique de cette confusion est qu'elle a rendu les parents et les enseignants paranoïaques dès lors qu'il s'agit d'embrasser et de toucher les enfants, et que cs derniers ont dû s'adapter au fait de recevoir significativement moins d'affection.

Nous avons mené une étude sur le toucher à l'école maternelle de l'Institut de recherche pour observer trois aspects du contact physique : les différents types de contact que recevaient les enfants de leurs enseignants et de leurs condisciples, et l'endroit du corps où ils étaient touchés ; en outre, nous voulions différencier entre les contacts visant à communiquer ou à manifester de l'affection [3]. Bien qu'il s'agisse d'un établissement modèle, nous avons constaté que les enseignants touchaient très peu les enfants, notamment à mesure qu'ils grandissaient (*figure 1*). Quand nous avons montré ces données aux enseignants, ils ont déclaré toucher très peu les enfants parce qu'ils craignaient que ce contact soit interprété comme un abus sexuel. Après une discussion portant sur les types acceptables de toucher et sur les endroits du corps susceptibles d'être concernés, les enseignants ont accru les contacts, notamment les contacts affectueux.

La stigmatisation du toucher s'étend aux adolescents et aux adultes, comme le montre une étude menée à Swarthmore College, où l'on a prévenu les étudiants qu'ils allaient être emmenés

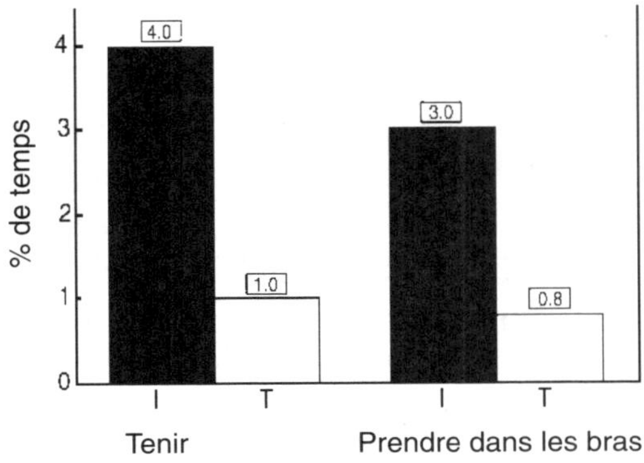

Figure 1. Observation du pourcentage de temps où les enfants sont tenus et pris dans les bras dans une crèche : I : bébé ; T : jeune enfant.

dans une pièce sombre et dans une pièce éclairée [4]. Dans la pièce sombre, plus de 90 % des étudiants qui ne se connaissaient pas se sont touchés, et presque 50 % se sont pris dans les bras, alors que pratiquement aucun sujet ne l'a fait dans la pièce éclairée. Les étudiants étaient trop timides pour se toucher quand on pouvait les voir, mais plus désireux de le faire dans l'anonymat de l'obscurité. Au cours d'une autre expérience, des étudiants enfermés dans une pièce totalement obscure pendant une semaine ont montré un accroissement marqué de la sensibilité au toucher, et notamment à la douleur.

Dans la plupart des secteurs psychiatriques pour adolescents, il existe une politique de « toucher zéro », due à la crainte du personnel d'être accusé par les parents d'abuser des patients, ou d'autoriser la promiscuité sexuelle entre eux. Pour y remédier, nous avons récemment mené une étude dans l'un de ces secteurs, visant à introduire un contact physique avec ces patients adolescents par le biais du massage thérapeutique [5]. Après avoir été massés une demi-heure par jour pendant une semaine, ces adolescents étaient moins déprimés et moins anxieux, et leur niveau d'hormones anti-stress (cortisol et norépinéphrine) avait chuté. Ils avaient en outre un meilleur sommeil et un comportement plus adapté. Malgré ces changements significatifs, qui ont permis à ces adolescents de quitter l'hôpital plus rapidement, entraînant ainsi un abaissement des coûts hospitaliers, le programme n'a jamais été adopté. Lorsque l'on a demandé pourquoi au personnel hospitalier, celui-ci a mentionné deux objections, dont l'une portait sur le sexe du thérapeute. S'il était du sexe opposé au patient, les infirmiers jugeaient que le contact pouvait prendre un tour sexuel. Si le thérapeute était du même sexe, ils craignaient que les adolescents ne deviennent homophobes.

Bien que nous n'ayons trouvé dans nos données aucun écho de ces deux problèmes, nous avons fini par prendre pour masseurs des grands-parents volontaires afin de rassurer le personnel. Les médecins s'inquiétaient en outre que les patients parlent davantage au cours du massage que pendant la psychothérapie. Ils voulaient donc que nous enregistrions les séances à leur usage. Nous avons estimé que ceci affecterait négativement notre propre thérapie, et donc choisi la solution de dire aux jeunes gens que le massage était meilleur en silence (ce qui est vrai en général).

Avec ces adaptations, le programme a pu se poursuivre avec succès.

Dans les années 1960, les adolescents et les adultes américains ont fait un effort particulier pour surmonter la stigmatisation du toucher en s'inscrivant dans des groupes de sensibilisation, de rencontres et de marathon. Ce mouvement visant à exprimer le « potentiel humain » était orienté vers le contact physique. Parmi les activités proposées, on comptait des massages du dos, des exercices de relaxation avec imposition des mains, des exercices de confiance (une personne se laissant tomber dans les bras d'une autre), des accolades collectives (les gens du groupe se prenant dans les bras) et des marches en aveugle (une personne fait marcher un partenaire qui a les yeux bandés en lui apprenant la discrimination tactile). Ce mouvement a inspiré un certain nombre de livres sur le toucher [6]. Carl Rogers et J.R. Gibb ont passé en revue des dizaines d'études sur ces groupes et en ont conclu qu'ils avaient contribué à réduire la stigmatisation du toucher [7]. Il reste que pour les Américains le toucher est encore aujourd'hui un sujet tabou.

Les effets secondaires de la privation de contact

VIOLENCE PHYSIQUE

Plusieurs chercheurs, dont J. H. Prescott, ont suggéré que la privation de contact physique durant l'enfance mène à la violence physique.

Prescott rapporte que la plupart des jeunes délinquants et des criminels ont eu des parents négligents ou maltraitants et il pense que « la privation de toucher, de contact et de mouvement sont les causes fondamentales d'un certain nombre de troubles émotionnels, y compris les comportements dépressifs et autistes, l'hypersexualité, l'aberration sexuelle, l'abus de drogues, la violence et l'agressivité [8] ». Sa théorie est que l'absence de stimulation sensorielle dans l'enfance mène à une dépendance à ce type de stimulation à l'âge adulte, entraînant la délinquance, l'usage de drogue et la criminalité.

Cette théorie est issue d'une étude menée dans quarante-neuf cultures non industrielles, des Ainu du Japon aux Zuni du Nouveau-Mexique. Toutes ces cultures étaient remarquablement similaires, sauf que l'on observait de hauts niveaux de violence adulte dans celles où les enfants recevaient très peu d'affection physique, tandis que l'on n'observait aucune violence dans les cultures qui leur dispensaient au contraire de fréquentes manifestations d'affection physiques. Ces résultats peuvent bien sûr dépendre d'autres facteurs, comme l'abus sexuel de la part des parents, bien que l'étude n'ait trouvé aucune différence culturelle sur ce point ni sur d'autres variables.

TROUBLES DU SOMMEIL

La privation de contact est également dommageable pour les enfants en ceci qu'elle affecte leur sommeil. Le sommeil est nécessaire pour réduire le stress et conserver l'énergie. Les chercheurs

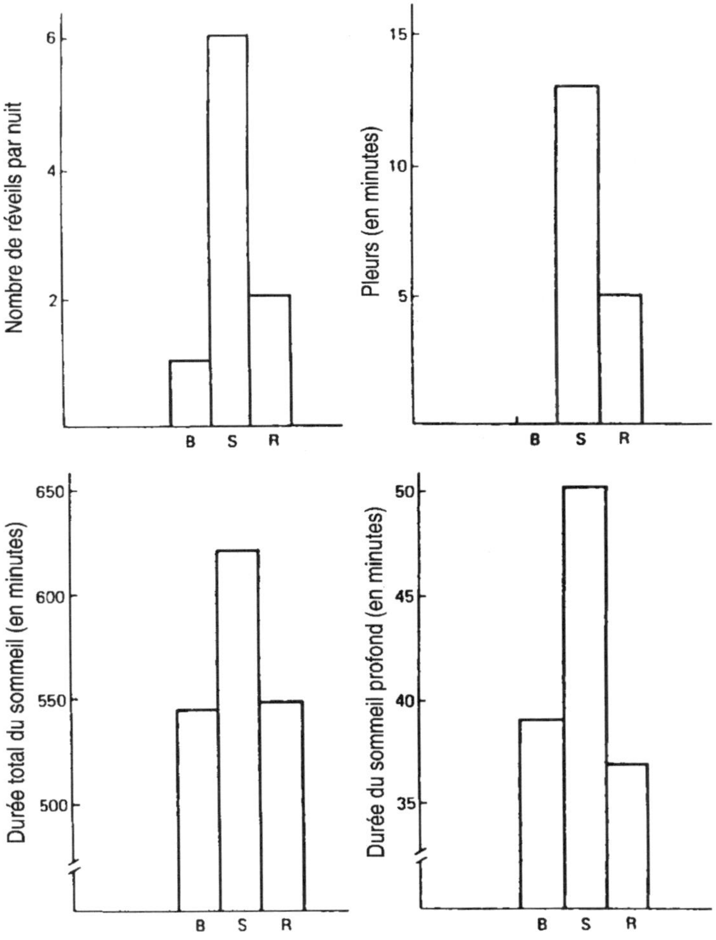

Figure 2. Durée exprimée en pourcentage des différents comportements nocturnes au cours d'une séparation d'avec la mère. B : situation normale ; S : séparation ; R : retour à la normale.

Heinicke et Westheimer ont étudié des enfants de deux ans qui avaient été séparés de leurs parents pendant deux à vingt semaines et vivaient dans des institutions où ils étaient moins touchés que chez eux [9]. Même après que les enfants avaient retrouvé leurs parents, la plupart continuaient d'avoir un sommeil perturbé, et notamment des difficultés à s'endormir ou à rester endormi.

Dans toutes nos études où de très jeunes enfants étaient séparés de leur mère, que ce soit parce que la mère était hospitalisée pour accoucher d'un autre enfant ou parce qu'elle faisait une tournée de conférences, les rythmes de sommeil étaient toujours affectés [10]. Les enfants mettaient plus longtemps à s'endormir et se réveillaient plus souvent au cours de la nuit. Même s'ils continuaient parfois à avoir un comportement normal en classe, leur sommeil (sieste et nuit) était le plus affecté de tous les comportements observés (*figure 2*).

SUPPRESSION DE LA RÉPONSE IMMUNITAIRE

La privation de toucher affecte le système immunitaire. Steve Suomi a mené un certain nombre d'études dans ce sens sur des singes, testant la relation entre contact physique et capacité du corps à réagir à une épreuve immunologique (une injection de tétanos) [11]. Il a trouvé une relation directe entre la quantité de contact et de toilettage qu'avait reçu un singe dans les six à sept premiers mois de sa vie et sa capacité à produire des anticorps en réponse à une agression bactérienne à l'âge d'un an. Dans plusieurs études portant sur la séparation de jeunes singes d'avec leur mère, Suomi et ses collègues ont trouvé une suppression de la réponse immunitaire [12], y compris moins d'activité naturelle des lymphocytes T, ces cellules tueuses qui constituent la première ligne du système immunitaire et combattent les cellules virales et cancéreuses.

Le toucher peut agir sur l'immunité en ceci qu'il abaisse les niveaux d'excitation et les hormones anti-stress qui les accompagnent et dépriment le système immunitaire. Le toilettage social entre singes cochons, par exemple, est associé à un ralentissement du rythme cardiaque et une chute des hormones anti-stress [13]. En retour, la fonction immunitaire du singe s'améliore. (Il en va de même chez les personnes qui ont reçu un massage profond avec une compression importante [14].)

L'affaiblissement du système immunitaire peut aussi conduire à des troubles du sommeil, lesquels, on l'a vu, peuvent être provoqués par la privation de contact. Martin Reite et ses collègues de la faculté de médecine de l'Université du Colorado ont trouvé qu'au bout d'une séparation de deux semaines d'avec leur mère, les petits singes à bonnet souffraient à la fois de troubles du sommeil et d'un affaiblissement du système immunitaire [15], mais que ce dernier revenait à la normale une fois que les singes avaient retrouvé leur mère. Les singes séparés de leur mère avaient aussi une attitude déprimée, avec notamment une tendance à se recroqueviller dans les coins, et montraient des altérations de la température corporelle, du rythme cardiaque, des ondes cérébrales et des rythmes du sommeil ; certains de ces symptômes persistaient même après qu'on les avait rendus à leur mère.

Dans nos études sur la privation de contact chez les enfants d'âge préscolaire séparés de leur mère, nous avons noté une fréquence accrue de certains troubles, notamment la constipation, la diarrhée, et des infections des voies aériennes supérieures (nez, gorge, trachée)[16]. Dans une autre étude menée sur des bébés de dix semaines où l'on apprenait aux mères à masser le dos de leur bébé, leur offrant ainsi un supplément de stimulation tactile[17], on observait l'effet inverse : environ quatre mois plus tard, ces enfants avaient moins de rhumes et moins de diarrhées.

La peau sécrète une hormone immunitaire comparable à l'hormone du thymus qui produit les lymphocytes T. Ceux-ci ont un rôle significatif dans le système immunitaire parce qu'ils détruisent les antigènes et sont donc en première ligne en cas de cancer ou de maladies de ce type. En fait, le système immunitaire et les hormones immunitaires de la peau sont impliqués à égalité, parce que ces maladies tendent à abaisser le désir sexuel (bien que les patients atteints de cancer puissent désirer une plus grande proximité physique), ce qui empêche la sécrétion de l'hormone de la peau. Au moment précis où le système immunitaire de ces patients est gravement compromis, leur problème d'immunité semble être aggravé par leur manque d'intérêt pour la sexualité ; mais il existe d'autres formes d'intimité, telles que se tenir dans les bras, se caresser le dos et avoir toutes sortes de contacts affecteux qui peuvent compenser ce manque d'appétit sexuel.

RETARD DE CROISSANCE

La privation de contact physique affecte également la croissance. Saul Schanberg, de la faculté de médecine de Duke University, a mené à ce propos de nombreuses recherches sur les animaux, axées principalement sur les rattes et leurs jeunes. Les rats sont d'excellents sujets analogiques pour étudier la croissance chez l'homme, parce qu'ils réagissent de façon comparable à la privation et la stimulation. Schanberg a remarqué que, lorsque les jeunes rats sont privés de leur mère, ils montrent une chute significative des hormones de croissance et de l'ornithine décarboxylase (ODC), qui fait partie de la chaîne de synthèse des protéines et joue un rôle important dans le fonctionnement du système immunitaire [18]. On note un abaissement de l'ODC, résultat de l'affaiblissement du système immunitaire, dans le cerveau, le cœur, le foie et pratiquement tous les organes à la suite de la séparation, mais cette tendance s'inverse lorsque les jeunes sont rendus à leur mère.

Schanberg a remarqué ces modifications, mais n'a pu en déterminer la cause. Son équipe et lui savaient que la réponse était liée à un type de manipulation de la mère sur ses jeunes, mais ils ignoraient lequel, jusqu'à ce que, en l'absence de Schanberg, parti assister à une conférence, l'un de ses étudiants entreprenne d'observer la mère et ses jeunes jour et nuit et parvienne à déterminer exactement quel comportement était décisif. Il sortit du labo en criant « eureka » et revint avec un pinceau fin à la main. Il le trempa dans l'eau tiède et entreprit de « lécher » les jeunes privés de leur mère en les caressant doucement de son pinceau sur un rythme régulier, afin d'inverser les effets de la privation maternelle. Lorsque Schanberg et ses étudiants tentèrent ensuite d'imiter ce qu'ils avaient vu faire par la mère (porter les petits, leur pincer la queue et les lécher), seul le léchage ramena les jeunes privés de leur mère à un état normal.

Schanberg publia les résultats de ces études et reçut de nombreuses lettres de gens lui expliquant que leur mère les avait beaucoup touchés dans leur prime enfance, mais que, malgré tout, ils n'avaient pas été retenus dans l'équipe de basket parce qu'ils ne mesuraient qu'un mètre soixante-dix. Schanberg ne put que répondre que les gènes sont bien sûr les premiers déterminants de la taille, et que la stimulation contribue simplement à l'expression de ces gènes.

Récemment, Schanberg a localisé un gène de croissance responsable de cette relation entre la stimulation par le toucher et la croissance. Avec son équipe, il a mené une expérience consistant à préparer de l'ARN tiré du foie de jeunes rats privés/non privés de leur mère et, à l'aide d'un test spécifique permettant d'identifier le CFOS (un gène messager), il a trouvé que la privation maternelle réduisait de façon significative ce messager. C'est d'autant plus intéressant que les spécialistes de biologie moléculaire ont toujours juré que les facteurs environnementaux comme le toucher ne pouvaient affecter les gènes. « Quant à nos recherches éventuelles dans l'avenir, conclut Schanberg, je crois que le cerveau [réagissant à l'environnement] peut plonger son long bras au cœur d'une cellule et réguler un gène, qui est l'unité de base de la vie elle-même. À cet égard, nous devons une certaine reconnaissance à Michel-Ange, qui disait voici quelques siècles : "Toucher, ce peut être donner la vie." Je ne pense pas qu'il l'entendait exactement de la même façon, mais je pense qu'il avait raison [19]. »

Le retard de croissance a d'abord été qualifié de « nanisme psychologique » par les docteurs Powell, Brasel et Blizzard, de la faculté de médecine de Johns Hopkins University [20]. En 1967, ils notaient un retard de croissance, des déficits glandulaires et des problèmes de langage et de comportement, soit un ensemble de signes cliniques généralement qualifié de « troubles de la maturation ». En 1951 déjà, le docteur Widdowson de Cambridge avait rapporté les différents effets des bons et des mauvais orphelinats sur le syndrôme du retard de croissance [21]. Les enfants des orphelinats tenus par un personnel affectueux se portaient bien, mais ceux qui se trouvaient dans un environnement moins favorable avaient des problèmes de santé. Lors de la Seconde Guerre mondiale, les spécialistes les plus en vue de ce domaine, dont René Spitz, John Bowlby, Anna Freud et Dorothy Burlingham, ont rapporté de nombreuses anecdotes sur cette question, ce qui a contribué à apporter des réformes positives dans ce domaine, les évidentes exceptions étant les orphelinats de Roumanie, où les enfants étaient à ce point privés de contact physique qu'ils n'ont atteint que la moitié de leur taille ou de leur poids normal ; d'autres études suggèrent qu'ils n'ont pas non plus développé les compétences cognitives et motrices normales.

Ashley Montagu rappelle les origines du retard de croissance : « Pendant des années, j'ai eu envie de donner une conférence intitulée "Radiologie et amour". J'ai bien donné cette conférence, mais aucune faculté de médecine ne m'a autorisé à prendre ce titre, parce que mon charmant sponsor m'a dit : "Personne ne va comprendre de quoi vous voulez parler avec un titre pareil." Qu'est-ce que la radiologie a à voir avec l'amour ? Si quelqu'un n'a pas été assez aimé pendant l'enfance, on verra les signes d'une croissance retardée dans le tibia ou la face avant du tibia de cet individu. On verra la même chose en radiographiant les os de la main d'un nouveau-né, si la mère a eu une grossesse émotionnellement perturbée [22]. »

L'insuffisance d'hormone de croissance peut aussi être un facteur de retard de la croissance osseuse, même si c'est moins évident chez l'homme que chez les jeunes rats.

Tout au long du XIXe siècle et au début du XXe, les enfants élevés dans des orphelinats avaient moins de 50 % de chances d'atteindre la puberté. Au début du XXe siècle, le German Foundling Home avait un taux de mortalité de plus de 70 % chez les nourrissons. Vers la même époque, les orphelinats américains avaient des taux de mortalité infantile allant de 32 % à 75 % de leur population. Pire encore, on estime que les institutions de Baltimore avaient un taux de mortalité d'au moins

90 %, et il était plus proche de 100 % au Randall Island Hospital de New York[23].

En 1945, René Spitz a comparé deux orphelinats, une pouponnière carcérale et une pouponnière classique[24]. L'une et l'autre offraient une bonne nourriture, des vêtements adéquats et de bons services médicaux, elles étaient propres et avaient suffisamment de personnel, même si la pouponnière classique était mieux pourvue à cet égard. Malgré la meilleure hygiène de la pouponnière classique, les enfants se portaient moins bien (il y eut même une mortalité plus élevée au cours d'une épidémie de rougeole) et souffraient d'une détérioration motrice et mentale, contrairement aux enfants de la prison qui avaient les femmes condamnées comme mères de substitution et montraient, selon l'étude de Spitz, un excellent développement moteur et cognitif.

Les enfants souffrant de troubles de la maturation ont une insuffisance d'hormone de croissance, même si, au bout d'un seul jour de récupération à l'hôpital, leur capacité à sécréter davantage de cette hormone peut se rétablir. Si les études sur les rats suggèrent que le contact physique stimule l'hormone de croissance, cette relation entre stimulation et hormone est moins comprise chez les humains. Dans les années 1970, Wayne Dennis, qui étudiait la légalisation de l'adoption au Liban, a relevé les QI des enfants placés en orphelinat dans les années 1950[25]. Une fois ces enfants placés dans des foyers d'accueil, leur QI remontait à des niveaux normaux, à la seule exception de ceux qui avaient été en orphelinat pendant plus de deux ans. Chez ces enfants, l'adoption ne compensait pas la perte de l'intelligence.

Étant donné tout ce que nous savons sur la privation de toucher dans ces tragiques expériences *in vivo*, il est assez surprenant que nous hospitalisions encore les enfants dans des bulles stériles où ils sont privés de tout contact humain. Holland et ses collègues, de la faculté de médecine de l'Université de Buffalo, ainsi que Hollenbach lors d'une conférence devant l'American Association of Retired Persons, ont déclaré qu'il intervenait trop de changements négatifs dans le comportement, les rythmes de sommeil et la physiologie à la suite de l'isolement dans ces bulles [26], laissant ouverte la question de savoir dans quelle mesure la progression de maladies comme le cancer est liée aux conséquences de la privation de contact sur le système immunitaire.

Voici comment, selon Montagu, un patient adulte placé dans une bulle stérile décrivait son expérience : « Voici une semaine environ, ça a commencé à me porter sur les nerfs [...]. J'étais là, sans pouvoir sentir le contact d'autres gens et avec l'espoir de pouvoir sortir bientôt. J'avais l'impression que tout se fermait devant moi et je ne pouvais plus le supporter. Il fallait absolument que je sente d'autres gens, je voulais sentir quelqu'un, toucher un autre être humain. Si j'avais pu faire ça, j'aurais tenu le coup plus longtemps [...]. Mais je ne pouvais pas, je n'avais aucun moyen de toucher quelqu'un ou d'exprimer mes sentiments envers lui simplement en lui touchant la main ou en la serrant. C'est très difficile à expliquer – il n'y a pas de mots pour ça. Vous sentez simplement que vous êtes seul au monde et que tout est froid. Il n'y a aucune chaleur. Toute la chaleur est partie, et vous avez simplement l'impression qu'il n'y a plus rien [27]. »

Un enfant ne s'exprimerait sans doute pas aussi clairement, mais la posture affaissée et déprimée caractéristique des « enfants-bulles » vaut tous les discours [28].

Sensibilité tactile et allergies

Certains enfants semblent être nés avec une aversion vis-à-vis du toucher. De cette aversion, qui est leur propre fait, peut résulter une privation de contacts physiques. Certaines de ces aversions pourraient être la conséquence d'une prédisposition génétique ; d'autres, qui tiennent plus de la réponse conditionnée, semblent être dues à un apprentissage. Par exemple, de nombreux bébés prématurés soumis à des procédures invasives, essentiellement dans la région de l'abdomen et des fesses, développent des réactions d'extrême répulsion quand on cherche à les toucher à cet endroit, même pour un massage.

AUTISME

On pense généralement que les enfants souffrant d'autisme sont naturellement opposés au toucher. Bien que l'on décrive le plus souvent ces enfants comme résistants au bercement, nous avons trouvé au contraire qu'ils réagissent au toucher accompagné d'une compression et qu'ils aiment être massés. Jules Older, par exemple, a décrit la façon dont on avait encouragé une classe d'enfants souffrant du syndrôme de Down à prendre dans leurs bras des enfants autistes, révélant ainsi que les enfants autistes appréciaient d'être embrassés par des enfants de leur taille [29]. N. Waal a également rapporté que certains types de toucher (masser et embrasser) semblent être acceptés par ces enfants [30], sans doute parce que ces formes de toucher sont moins excitantes. Au chapitre VII, qui porte sur le massage thérapeutique des enfants, je décris deux études menées à l'aide de cette technique sur des enfants autistes, le massage étant administré soit par le parent [31], soit par un thérapeute [32]. Dans les deux études, les enfants appréciaient le massage.

DERMITE ATOPIQUE ET ASTHME

Dans le cas de l'autisme, on attribue la privation de contact à la maladie : l'enfant refuse le toucher et provoque ainsi son propre manque. Dans d'autres troubles, c'est l'inverse : on estime que c'est l'absence de toucher qui est responsable de la maladie. Par exemple, plusieurs chercheurs ont attribué des allergies comme la dermite et l'asthme au manque de contact physique. Dans une étude menée par Maurice Rosenthal, la majorité d'un groupe d'enfants souffrant d'eczéma avaient des mères qui ne les avaient pas touchés suffisamment [33].

Bien que les raisons n'en soient pas claires, ce problème d'immunité peut être lié au fait que la peau et le thymus ont besoin de stimulation pour produire leurs cellules immunitaires. On conseille souvent aux parents d'appliquer eux-mêmes le traitement (comme dans un massage) pour offrir aux enfants une stimulation tactile supplémentaire. Jules Older estime qu'une étude comparant les traitements dermatologiques pour le psoriasis par exemple, auto-appliqués ou appliqués par le conjoint, montreraient que le traitement est beaucoup plus efficace lorsqu'il est appliqué par une autre personne [34].

Souvent associé à la dermite, l'asthme est une maladie chronique qui commence souvent dans l'enfance et se double généralement de réactions allergiques. Cette allergie a été parfois associée au manque de contact physique. Ashley Montagu rapporte le cas de deux sœurs jumelles qui souffraient de fréquentes crises d'asthme [35]. Elles avaient perdu leur mère à la naissance et avaient donc reçu extrêmement peu de stimulation par le toucher. Il prescrivit des massages pour l'une des jumelles qui l'avait appelé en consultation ; les crises d'asthme de celle-ci cessèrent peu après la série de massages. Les crises d'asthme de l'autre jumelle s'améliorèrent à la suite de son mariage, mais après avoir divorcé, elle mourut d'une nouvelle crise.

Dans les Instituts de recherche sur le toucher, nous avons étudié les effets des massages thérapeutiques sur des enfants souffrant d'asthme et de dermite atopique [36]. Au bout d'un mois d'administration de cette thérapie par leurs parents, les enfants asthmatiques avaient moins de crises et une meilleure fonction pulmonaire ; les enfants atteints de dermite atopique avaient moins d'eczéma.

MALADIES CARDIO-VASCULAIRES

Les maladies cardio-vasculaires sont souvent exacerbées par l'absence de contacts physiques, alors que les personnes ayant davantage de contacts semblent protégées de ces troubles. Comme le fait remarquer Jules Older, la prévention contre les maladies cardiaques s'est focalisée sur le tabac, l'exercice et le cholestérol [37], mais on a fort peu parlé des contacts humains, même si plusieurs études insistent sur la valeur du toucher pour traiter la maladie. Cela inclut l'étude de Framingham, qui a montré que les couples mariés vivent plus longtemps que les célibataires et les veufs [38], des données comparables issues d'une étude de 1956 de Kraus et Lillienfeld [39], et une étude de 1970 menée par Carter et Glick [40].

Older affirme que pour chaque cause majeure de mortalité – maladies cardio-vasculaires, homicide, infarctus, cirrhose du foie, accidents de la route –, les hommes divorcés ont deux à six fois plus de risques de mourir que les hommes mariés [41]. (Des études sur les parents survivants de ces hommes montrent qu'ils ont eux aussi des taux plus élevés de maladie et de mortalité dans les accidents et les maladies.) Les hommes mariés et célibataires peuvent bien sûr avoir un régime, une activité physique et une interaction verbale différentes, mais la variable du contact physique est cruciale, peut-être parce que le contact réduit les hormones anti-stress, stimule le système immunitaire (prévention des maladies) et renforce la vigilance (prévention des accidents).

Jim Burke, président du Partnership for a Drug-Free America (Partenariat pour une Amérique sans drogues), souligne ainsi l'importance du toucher dans la prévention des maladies : « La définition de la santé est "l'absence de maladie". Je crois que la prévention de la maladie s'effectuera au travers du toucher et que vous trouverez les moyens de le démontrer sur des modèles animaux et humains. Malheureusement, beaucoup de gens dans notre société, par exemple des enfants, sont en manque affectif, en manque de toucher. Je pense que vous trouverez des familles entières de maladies venant de la privation de contact physique [...]. Je pense que nous allons développer des modèles montrant que nous pouvons renforcer le système immunitaire par le toucher. Je suis sûr que les personnes qui sont aimées dès leur naissance et jusqu'à leur mort développent moins de maladies. Je parierais là-dessus tout ce que je possède[42]. »

CHAPITRE V

Les messages du toucher vers le cerveau

Si nous ne possédions pas le sens du toucher, nous ne pourrions pas nous mouvoir dans notre environnement. Nous pensons en général que ce sont nos mains qui nous fournissent l'essentiel de l'information tactile parce qu'elles nous servent à manipuler les objets, mais tout ce que nous faisons, y compris nous asseoir, marcher, embrasser et ressentir de la douleur, dépend du sens du toucher. Nous l'éprouvons clairement lorsque nous cherchons à négocier une rue glissante, une pente de neige verglacée, ou un terrain caillouteux. Le fait d'apprendre si un objet est rêche ou doux, froid ou chaud, est crucial pour éviter les éraflures et les brûlures. En outre, sans la sensation du toucher et le plaisir du contact peau-à-peau, les sensations que nous procurent le contact de tissus doux ou les caresses aux animaux n'existeraient pas.

Le toucher se définit comme la stimulation de la peau par des stimuli thermiques, mécaniques, chimiques ou électriques. Tous ces stimuli suscitent dans la peau des modifications d'où proviennent les sensations comme la pression, la chaleur et la vibration, même si, après une journée passée à appuyer sur les touches d'un clavier, manier un stylo ou simplement porter nos vêtements, nous tendons à perdre conscience de ces sensations. Pour appréhender les diverses fonctions du toucher, il est important de connaître les composants physiques de la peau et de comprendre comment les signaux de stimulation sont envoyés de la peau au cerveau.

La peau et ses fonctions

La peau est l'organe le plus étendu, le plus ancien et le plus sensible de notre corps. Ce dernier est entièrement recouvert et protégé par la peau, jusqu'à la cornée de l'œil qui est couverte d'une couche de cellules proches de celles de la peau. Sans peau, nous ne pourrions pas survivre. Et pourtant, sauf dans le cas de maladies dermatologiques, elle reste le plus ignoré de tous nos organes. Alors qu'il existe dans le monde de nombreux instituts de recherche sur la vue et l'ouïe, il en existe très peu sur le toucher et la stimulation de la peau.

On a appelé le toucher « le père de tous les sens », peut-être parce qu'il a été le premier à se développer dans l'évolution. Il est significatif que les doigts et les lèvres possèdent un nombre disproportionné de terminaisons nerveuses connectées au cerveau, puisque c'est par ce premier biais que les parents reconnaissent leur nouveau-né et que l'enfant lui-même fait l'essentiel de son apprentissage. Ashley Montagu cite cette définition tirée du Dictionnaire de la langue russe : « En réalité les cinq sens peuvent se réduire à un seul – le toucher. La langue et le palais sentent la nourriture ; l'oreille perçoit les ondes sonores ; le nez, les émanations ; les yeux, les rayons lumineux [1]. »

Le toucher est le premier système sensitif à se développer chez toutes les espèces animales. À moins de huit semaines, alors que l'embryon humain ne mesure encore que deux centimètres de long, sa peau est déjà très développée. À deux mois de gestation, les doigts se replient lorsque la paume est touchée. À trois mois, les doigts et le pouce peuvent se refermer en poing.

La peau et le système nerveux sont issus de la même couche de cellules embryonnaires, l'ectoderme, qui est le feuillet le plus externe de trois couches de cellules. Le système nerveux central se développe dans l'ectoderme en tant que portion interne de la surface générale du corps de l'embryon. Après la différenciation du cerveau et de la moelle épinière, le reste du feuillet recouvrant la surface de l'embryon devient la peau, les cheveux, les ongles et les dents, et donne naissance aux organes de l'ouïe, de l'olfaction, du goût, de la vision et du toucher. On peut considérer la peau comme une portion exposée du système nerveux ou comme un sytème nerveux externe [2]. Le toucher a de puissants effets sur notre corps parce que toute stimulation atteignant la peau est rapidement transmise au cerveau, qui à son tour régule l'ensemble de notre corps. Selon le type de toucher que nous recevons, nous pouvons être soit plus calmes, soit plus excités.

Sur le plan physique, la peau constitue environ 18 % de notre corps, pèse environ quatre kilos et occupe une surface d'environ six mètres carrés. Une section de peau de la taille d'un euro possède quelques millions de cellules, plusieurs centaines de glandes sudoripares, cinquante terminaisons nerveuses et un mètre de vaisseaux sanguins. Outre sa fonction première consistant à maintenir nos organes ensemble, la peau protège notre corps de la déshydratation, des blessures physiques, des substances toxiques et des rayons ultraviolets ; elle opère en percevant ces stimuli et en signalant au sujet qu'il doit sortir d'une exposition potentiellement dangereuse. La peau est étanche et contribue à réguler la température de notre corps, ainsi que notre métabolisme en eau et en sel, par le mécanisme de la transpiration[3]. La peau contribue aussi à prévenir les maladies en libérant des hormones qui favorisent l'immunité. Ses glandes sébacées permettent de lubrifier certaines parties sensibles, notamment les lèvres, les seins et les parties génitales. En tant qu'organe du toucher, la peau est cruciale pour percevoir et traiter la signification de divers stimuli tactiles. Les crêtes et les sillons du bout de nos doigts, hypersensibles, sont particulièrement adaptés à la perception de la texture. Pourtant, malgré toutes ces fonctions, la peau est souvent négligée (tant elle semble évidente) sauf en cas de brûlure ou de blessure.

La couche la plus externe de la peau, l'épiderme, peut être épaisse ou mince, poilue ou

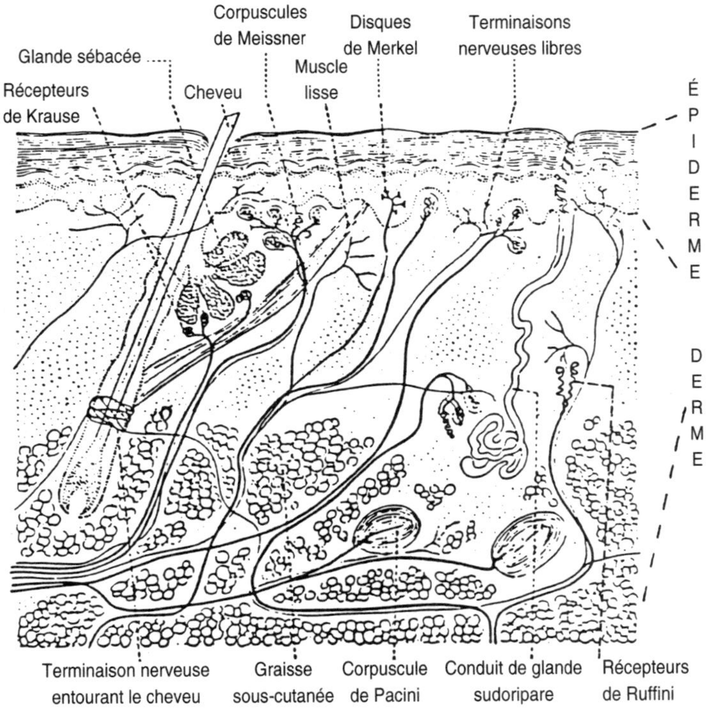

Figure 1. Schéma des couches de la peau humaine.
Tiré de M. A. Heller, W. Schiff (dir.),
The Psychology of Touch,
Lawrence Erlbaum, 1991.

glabre, tendue ou molle, lisse ou ridée. La surface de la peau contient beaucoup de cellules mortes qui sont exfoliées à des intervalles de quelques heures, la couche externe de la peau se renouvelant régulièrement dans sa totalité. Les cellules de la peau tombent à un rythme de plus d'un million par heure [4]. On peut le vérifier en appliquant un morceau de papier collant sur la peau : lorsqu'on le retire, on peut remarquer l'aspect brouillé provoqué par les cellules cutanées restées collées sur le papier.

Sous cet épiderme se trouve le derme, qui contient les tissus connectifs et nutritifs (*figure 1*). Les diverses couches de la peau contiennent aussi beaucoup de cellules spécialisées qui ont reçu le nom de leur découvreur[5]. Elles ont pour fonction de convoyer les signaux nerveux fournis par les stimuli thermiques, mécaniques, chimiques et électriques. Les corpuscules de Meissner, situés entre l'épiderme et le derme sur les parties du corps dépourvues de poils – le bout des doigts, les paumes, la plante du pied, la langue, les parties sexuelles, etc. – réagissent aux formes les plus légères de stimulation. Les corpuscules de Pacini, situés près des articulations et dans les tissus profonds et les glandes génitales et mammaires, réagissent à la pression, aux vibrations et aux sons à haute fréquence. Les disques de Merkel, situés juste sous la peau, réagissent à une pression soutenue. Les récepteurs de Ruffini, situés profondément sous la peau, peuvent aussi enregistrer la pression et la température.

Des messages vers le cerveau

Le mot « toucher » inclut plusieurs sensations tactiles : la pression, la douleur, la température et les mouvements musculaires. Toute stimulation cutanée est transmise à la moelle épinière le long de fibres nerveuses qui ne mesurent souvent que quelques dizaines de centimètres. Les fibres nerveuses les plus minces transmettent les informations sur la douleur et la température, alors que les plus épaisses portent au cerveau une information mécanique le long de la moelle épinière.

L'information voyageant vers le cerveau traverse finalement le cortex sensitif jusqu'au côté opposé du cerveau où elle est traitée. Les scientifiques ont procédé à des expériences consistant à placer des électrodes à la surface du cortex pour noter l'emplacement exact où le cerveau reçoit et traite la stimulation de la peau. Un diagramme comprenant les différents points où la stimulation issue des diverses parties du corps est reçue par le cerveau s'appelle un homonculus (*figure 2*). Ce diagramme montre que lorsqu'on cherche à déterminer quelle quantité d'espace est nécessaire sur le cortex, on s'aperçoit que la taille de l'organe concerné est moins importante que sa densité en nerfs. Les zones très innervées, comme le bout de nos doigts, les lèvres et les parties génitales, exigent plus d'espace dans le cortex que le dos, qui a beaucoup moins de terminaisons nerveuses. En outre, les cellules nerveuses hautement spécialisées du cortex sont si sensibles à des types spécifiques de stimulation que certaines cellules peuvent, par exemple, être sensibles à la caresse sur une partie du corps dans une seule direction, ou à une fréquence spécifique. Différents types de stimulation peuvent modifier la taille de ces cellules dans le cortex, ainsi que le nombre de cellules réagissant à la stimulation.

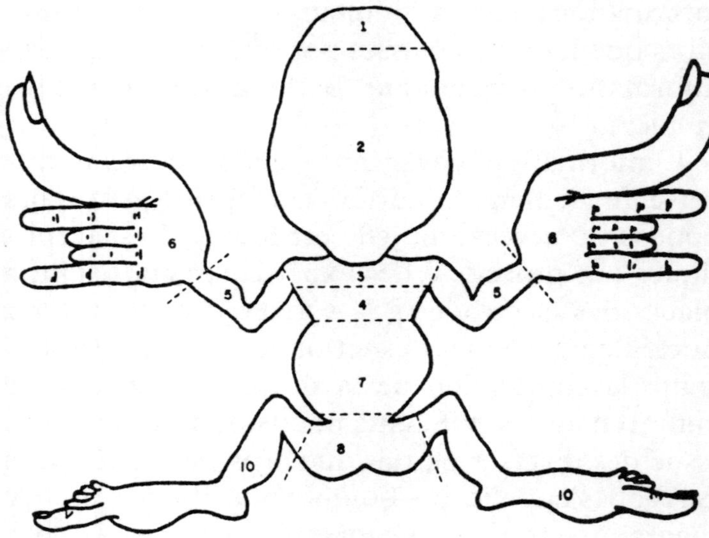

Figure 2. « Homonculus ». Représentation de la zone du cortex qui reçoit et envoie les messages à diverses parties du corps. Tiré de M. A. Heller, W. Schiff (dir.), The Psychology of Touch, *Lawrence Erlbaum, 1991.*

Les seuils de stimulation tactile

Les chercheurs, à l'aide de poils de pinceaux et de souffles d'air, produisent des sensations de pression et de vibration afin de déterminer la réaction d'un individu à la fréquence, à l'intensité et à la température d'un stimulus tactile. Une mesure classique est la distance qui doit séparer deux points de toucher pour que le patient les perçoive comme distincts. On touche la peau avec un ou deux poils de pinceau et l'on demande au patient le nombre de points qu'il a sentis. Dans les zones sensibles, le sujet perçoit plus nettement les deux points. Comme on l'a vu, les parties du corps les plus innervées sont plus sensibles. Elles perçoivent non seulement la température et la texture, mais aussi de la douleur. Pour déterminer les seuils de douleur, les chercheurs poussent un dolorimètre (un bâton qui exerce une pression) contre la peau. À l'aide de ce dispositif, on a trouvé de grandes différences dans les seuils individuels de réaction à la douleur.

Régulation thermique

Il nous serait impossible de survivre en l'absence d'une régulation thermique. Un accroissement de trois à quatre degrés de la température de la peau provoque une sensation de chaleur extrême. De même, pour avoir une sensation de froid terrible, il suffit que sa température tombe de un à deux degrés. Notre température est la plus basse vers quatre heures du matin, c'est-à-dire l'heure à laquelle se produisent beaucoup de crises d'asthme, liées à cet abaissement spectaculaire de notre température.

Il est possible d'éviter les brûlures du froid et du chaud en se gardant des températures extrêmes, ou encore par la dilatation ou la constriction des vaisseaux sanguins, qui provoquent la sueur ou le tremblement. Il nous faut du temps pour remarquer la brûlure provoquée par le froid, mais la chaleur entraîne une réaction immédiate[6]. Le brusque passage du chaud au froid et du froid au chaud, que l'on ressent lorsqu'on se jette dans une piscine en pleine chaleur, ou quand on sort du froid hivernal pour entrer dans un sauna, sont des changements thermiques agréables, peut-être parce qu'ils neutralisent l'inconfort du froid ou du chaud extrêmes [7]. Les parties du corps que nous laissons exposées quand nous sommes complètement habillés (le visage, les bras et les mains) sont les plus sensibles aux changements de température. Ces parties sensibles protègent le corps des brûlures du froid et du chaud.

L'usage du toucher dans les dispositifs de correction de la vue et de l'ouïe

On a mis au point des aides sensorielles à l'usage des aveugles et des sourds qui fonctionnent sur le principe de la stimulation par vibrations. Les vibrations peuvent relayer à la peau des informations standard sur les stimuli visuels ou auditifs. L'optacon est un exemple de ce type d'appareil [8]. Il consiste en cinq rangées de vingt aiguilles qui vibrent sur les doigts d'un aveugle pour lui transmettre l'image de modèles filmés par une petite caméra. Les images transmises de la caméra aux vibreurs passent de droite à gauche sous les doigts du lecteur à mesure que celui-ci bouge les doigts le long de la page. Ce dispositif est intéressant dans la mesure où l'essentiel de l'information imprimée n'a pas été traduit en braille. Avec l'optacon, les aveugles peuvent lire à une vitesse de soixante mots ou plus par minute.

Un autre dispositif, appelé système de substitution tactile-visuelle, convertit les scènes télévisées en images tactiles dispensées par quatre cents vibreurs individuels qui agissent comme s'ils imprimaient les formes des images sur le dos de l'aveugle [9]. Un chercheur a rapporté qu'au moment où la caméra zoomait rapidement sur le sujet, celui-ci l'évitait comme s'il s'agissait d'un objet menaçant. Cet appareil n'a eu qu'un succès modéré.

Les dispositifs d'assistance pour les sourds font l'objet d'une recherche plus intensive et sont sans doute plus efficaces que les appareils vibrants à l'usage des aveugles. Ces synthétiseurs tactiles fonctionnent à l'aide de vibreurs multiples qui traduisent l'information vocale en stimulations tactiles. Ils transmettent ainsi des vibrations à la peau selon des modèles de stimulation qui se rapprochent étroitement des sons. Les synthétiseurs captent le son à l'aide d'un microphone, le divisent en un certain nombre de bandes de fréquence et, à partir de cette information, guident le stimulateur sur la peau, qui ressent alors des sensations du type du chatouillis. Les vibrations sont perçues à travers un bracelet passé au bras, à la jambe, à l'abdomen, à la main ou au front. Quand une personne sourde enfile ce bracelet, les vibreurs représentant les sons à basse fréquence peuvent par exemple démarrer sur la gauche du bracelet ; les vibreurs convoient alors différents sons à travers le bracelet jusque vers son extrémité droite. Selon Kim Oller, du Centre Mailman pour le développement de l'enfant, les enfants sourds apprennent à reconnaître les sons à basse et haute fréquence et à les associer ensuite aux vibrations qu'ils ressentent quand ils parlent eux-mêmes dans l'appareil [10]. Il est possible d'apprendre ainsi un modèle systématique. L'information fournie par le synthétiseur tactile permet de compléter les informations recueillies par d'autres dispositifs et la lecture sur les lèvres.

L'implant cochléaire peut aussi être un dispositif efficace. Il vise à stimuler le nerf acoustique par des signaux électriques envoyés par un microprocesseur implanté sous la peau du crâne. Un microphone externe et un dispositif électrique transmettent ce signal acoustique au microprocesseur. Les sourds qui ont perdu l'usage de l'ouïe après avoir appris à parler peuvent avoir des conversations téléphoniques une fois qu'on leur a implanté ce dispositif.

Telles sont les diverses façons dont la peau et le sens du toucher peuvent nous aider dans le monde. Le sens du toucher nous aide à éviter la douleur et les changements drastiques de température, à ressentir des sensations plaisantes, à naviguer dans l'espace, à percevoir les objets que nous manipulons, et parfois remplace en partie les autres sens défaillants.

Toucher pour soulager la douleur

La douleur, en particulier la douleur chronique, est l'une des pires expériences de la vie, mais le toucher peut contribuer à la soulager en bloquant les messages de douleur. En effet, les signaux du toucher parviennent plus vite au cerveau que les signaux de douleur.

L'expérience de la douleur est complexe, et les sensations douloureuses diffèrent à bien des égards, par leur durée, leur intensité, leur localisation et leur qualité. Le McGill Pain Questionnaire, conçu à l'Université McGill de Montréal, décrit la douleur à l'aide de deux cents adjectifs relatifs à ses caractéristiques spatiales, temporelles, thermiques et compressives – les sensations de brûlure, de crampe, de douleur pulsatile, d'élancement et de piqûre n'en étant que quelques exemples [11]. Les douleurs dorsales, les migraines et les douleurs abdominales diffèrent des douleurs provoquées par les brûlures. La douleur chronique diffère de la douleur passagère, une douleur isolée diffère de la douleur généralisée. On a souvent remarqué que les personnes ayant subi un accident ne se plaignent en général de ressentir une douleur que plusieurs heures après. Plus surprenante encore est l'apparente absence de douleur dans les rituels d'initiation de nombreuses cultures non industrialisées qui consistent par exemple à marcher sur des charbons ardents ou être piqué par certains objets de cérémonie.

On a longtemps pensé que la douleur avait des récepteurs spécifiques, mais dans la mesure où il n'existe pas d'organe spécifique du toucher (comme la rétine pour la vue), on suppose actuellement qu'elle est perçue par le cerveau dans son ensemble. S'il est difficile de soulager ou de supprimer la douleur à l'aide de procédures pharmacologiques ou chirurgicales, des traitements naturels simples sont souvent efficaces. Un exemple classique est le soulagement ressenti lorsque l'on place la zone agressée sous l'eau froide ou lorsqu'on applique une compresse tiède et un massage ; le fait de plonger la partie irritée dans l'eau froide ou de la frotter permet de stimuler un bien plus grand nombre de nerfs, ce qui peut expliquer en partie pourquoi cela soulage la douleur.

Des thérapies pour réduire la douleur

Melzack et Wall ont formulé la théorie du contrôle du portail de la douleur pour expliquer pourquoi l'acupuncture, les massages, la friction et d'autres formes de stimulation par la pression pouvaient soulager la douleur [12]. Ils ont émis l'hypothèse que l'information passant par la moelle épinière est comme un objet passant par un portail. Si le portail est ouvert, le message de douleur peut circuler sans interruption, mais si le portail est fermé complètement ou en partie, le message peut être interrompu et le patient ne ressent pas la douleur. Par exemple, les messages issus des fibres nerveuses plus longues et plus isolées, comme celles qui transmettent la pression, sont transmis plus rapidement au cerveau que les messages de douleur circulant sur les fibres nerveuses plus courtes et moins isolées, ce qui ferme donc la porte à ces messages de douleur plus lents. Les stimuli de température comme le chaud et le froid atteignent également le cerveau plus rapidement, parce que les fibres des thermosenseurs sont plus longues et plus isolées que les fibres transportant la douleur.

La théorie du portail repose sur le fait que les messages issus du chaud, du froid ou de la pression que nous appliquons aux zones douloureuses atteignent plus vite le cerveau que les messages de douleur, empêchant ainsi ces derniers d'être reçus.

Les massages étaient autrefois le premier mode de traitement de la douleur, mais l'avènement des médicaments – notamment des opiacés – dans les années 1940 a remplacé les massages par des traitements pharmaceutiques. Malheureusement, les opiacés de synthèse ont beaucoup d'effets secondaires, dont la constipation, la nausée, la dépression du système respiratoire et, trop souvent, la dépendance à la drogue. Toutefois, le corps peut aussi produire des opiacés naturels comme des composants proches de la morphine. Les effets calmants de ces analgésiques naturels, appelés endorphines (ou bêta-endorphines, dynorphines ou enképhalines) et d'autres calmants sécrétés par le cerveau, comme la sérotonine, peuvent être accrus par une stimulation électrique à l'aide d'un dispositif de stimulation nerveuse électrique transcutanée (TENS) qui fait passer de petites quantités de courant électrique dans le corps à l'aide d'une tige de métal de la taille d'un stylo. Les exercices aérobiques sont un autre moyen de libérer les endorphines.

La sérotonine est un neurotransmetteur qui constitue la base de nombreux médicaments destinés au traitement de la douleur chronique dans les migraines et la dépression. Certains types d'aliments – notamment le lait et les bananes, qui sont riches en tryptophan – un précurseur de la sérotonine – peuvent également réduire la douleur.

La douleur chronique

On dit d'une douleur qu'elle est chronique si elle persiste plus de six mois. Les personnes qui souffrent de douleur chronique tombent dans la dépression à cause de l'inefficacité des médicaments qu'elles absorbent et des changements spectaculaires que subit leur style de vie. Celles qui souffrent de migraines ou de fibromyalgie chroniques (des douleurs dans tout le corps sans raison apparente) semblent avoir de faibles niveaux d'endorphine, ce qui peut expliquer leurs symptômes. Il est aussi possible qu'un trouble nerveux ait consommé leur réserve d'opiacés naturels et réduit l'efficacité de leurs endorphines naturelles. À l'inverse, on trouve – mais le cas est rare – des personnes qui sont insensibles à la douleur, ce qui peut tenir à un problème de transmission des messages de douleur ou à une surabondance d'endorphines.

La plupart des douleurs chroniques sont résistantes aux interventions chirurgicales ou médicamenteuses, ce qui rend d'autant plus nécessaire le recours aux traitements par le toucher et la pression (acupuncture, shiatsu, massages thérapeutiques, etc.) pour les douleurs les plus sévères. Ces thérapies peuvent être efficaces parce qu'elles abaissent les niveaux d'anxiété, qui tendent à aggraver la douleur, ou parce qu'elles libèrent les endorphines et la sérotonine, qui sont des analgésiques, ou encore parce qu'elles stimulent les fibres nerveuses plus longues qui transmettent leurs signaux au cerveau plus vite que les fibres plus courtes portant les signaux de douleur.

Réduire le stress par le toucher

Le stress chronique est une autre source de douleur. Le toucher a été redécouvert comme une thérapie efficace pour soulager le stress de façon saine et sans médicaments. Nous devons en remercier les mouvements de santé, de mise en forme, de bien-être et de médecine alternative qui ont beaucoup contribué à faire revivre les anciennes formes de traitement du stress.

Le massage thérapeutique est une technique efficace pour réduire le stress. Les stress créés par notre style de vie frénétique, au bureau comme dans nos relations personnelles, provoquent une tension musculaire et des problèmes respiratoires et cardio-vasculaires. En état de stress, notre rythme cardiaque s'accélère, notre tension s'élève, ainsi que le niveau de nos hormones anti-stress (norépinéphrine et cortisol, par exemple) ; en outre, l'irrigation du système digestif, des extrémités et du système immunitaire se fait mal. Le stress persistant, nous avons souvent recours à l'automédication sous forme d'alcool et de médicaments pour réduire les douleurs et les migraines, la fatigue, l'indigestion, l'insomnie, le manque d'appétit, l'excès d'appétit, en bref tous les symptômes variés du stress. Il nous faut une forme quelconque de relaxation pour soulager ces problèmes. Outre la thérapie par les massages, des techniques de relaxation comme l'exercice, l'imagerie mentale, la méditation, la musique, la relaxation musculaire progressive et le yoga peuvent aussi ralentir notre corps lorsque nous sommes stressés.

Le massage thérapeutique peut soulager de façon significative le stress du travail. Au lieu de pauses-café ou d'apéritifs, beaucoup d'entreprises et de cabinets d'avocats américains offrent des massages en position assise pendant la pause-déjeuner au titre de leur programme de bien-être. Le massage au bureau est réalisé sur une chaise de bureau ou une chaise de massage – une sorte de tabouret ergonomique doté d'un appui pour la poitrine et la tête. Le massage dure de dix à quinze minutes et coûte environ un dollar la minute. Les gens semblent apprécier ces massages et en font un commentaire positif dans les enquêtes, déclarant par exemple : « le massage accroît ma vigilance », ou « mon niveau d'énergie a monté ».

Nous avons récemment mené une étude sur le stress au travail qui confirme ces impressions [13]. Vingt employés de la faculté de médecine de l'Université de Miami ont eu chacun un massage de quinze minutes deux fois par semaine pendant un mois à l'heure de leur pause-déjeuner. Aussitôt après le massage, les employés déclaraient qu'ils ressentaient moins d'anxiété et qu'ils étaient dans un meilleur état d'esprit. Par rapport à un groupe qui s'était simplement relaxé, ils montraient aussi une vigilance plus marquée et étaient capables d'accomplir des calculs mathématiques deux fois plus vite avec deux fois moins d'erreurs. Notre étude a noté en outre des changements à long terme, notamment une chute des niveaux de cortisol (hormone anti-stress) et de norépinéphrine, et moins de dépression. Récemment, une entreprise baptisée The Great American Backrub a capitalisé sur ces bénéfices dans des centres d'affaires urbains comme New York, en installant une série de boutiques de massage rapide équipées de chaises pneumatiques conçues pour s'ajuster au corps pour un parfait massage anti-stress. Il existe des chaises similaires sur une plage de Floride et, dans certains aéroports comme celui de Seattle, on trouve un *Massage Bar*.

Le massage thérapeutique est également efficace pour d'autres formes de stress. Par exemple, le stress de la grossesse et de l'accouchement peut être réduit par un massage léger administré par le partenaire. Les données suggèrent que le massage stimule aussi le système nerveux parasympathique, qui ralentit le corps et accroît l'attention. Cela peut en retour relaxer le système nerveux sympathique, qui excite le système nerveux quand le corps a besoin d'être actif. Lors d'une urgence, notre système nerveux sympathique est activé ; au cours d'une tâche d'apprentissage, c'est au contraire le système parasympathique. Les modifications qui surviennent dans notre corps au cours d'un massage – ralentissement du rythme cardiaque et baisse des hormones anti-stress – contribuent à relâcher la pression sur nos organes et notre système immunitaire. En outre, le massage et la diminution du stress qui en résulte procurent simplement un sentiment de bien-être, un plaisir dont nous n'avons aucune raison de nous priver.

CHAPITRE VI

Les thérapies par le toucher

On peut classer les thérapies par le toucher en trois groupes : les méthodes stimulant l'énergie, les thérapies de manipulation, les amalgames (combinaisons des deux). Toutes ces thérapies alternatives connaissent actuellement une vogue grandissante. Dans un article publié dans le *New England Journal of Medicine*, D. M. Eisenberg et son équipe de Harvard rapportaient les résultats d'une enquête révélant que 33 % des Américains paient de leur propre poche une thérapie alternative parce qu'en général celles-ci ne sont pas couvertes par les assurances médicales. L'étude indiquait en outre que les formes les plus populaires de médecine alternative sont la chiropraxie, le massage thérapeutique et la relaxation[1]. En l'absence de données sur l'efficacité comparée de ces thérapies, la plupart des patients s'en vont consulter un thérapeute qu'on leur a recommandé et trouvent la thérapie qui leur convient le mieux par tâtonnements successifs.

Les méthodes énergétiques

Le shiatsu, l'acupuncture, la réflexologie, le *tai chi chuan* et le yoga sont répertoriés parmi les méthodes énergétiques. Elles impliquent toutes des points de stimulation dont la manipulation vise à déplacer l'énergie sur l'ensemble du corps.

LE *TAI CHI CHUAN* ET LE YOGA

Dans beaucoup de tribus primitives, ainsi que dans la plupart des cultures asiatiques, la santé est conçue comme le mouvement de l'énergie à travers le corps le long de méridiens ou canaux. Les Chinois appellent cette énergie *qi* ou *ki*. L'acupuncture ou le *shiatsu* manipulent les points *ki* le long des méridiens, de sorte que l'énergie *ki* « s'écoule librement ». Certains pratiquent le *tai chi*, une combinaison d'exercice et de méditation, pour laisser leur énergie circuler librement. Cette pratique est devenue très populaire aux États-Unis, où on la considère comme une technique qui renforce les jambes et favorise la coordination. Les données de la recherche récente rapportent moins de douleurs lombaires, moins de douleurs arthritiques et un meilleur équilibre chez les personnes âgées après un cours de *tai chi*[2]. En outre, des études récentes ont montré une amélioration de la posture chez les gens âgés et une meilleure concentration chez les adolescents souffrant d'un déficit de l'attention et d'hyperactivité [3].

Les cultures asiatiques considèrent que l'énergie universelle issue de l'environnement est canalisée dans notre corps par la nourriture que nous absorbons et l'air que nous respirons. C'est pourquoi le yoga insiste sur la respiration profonde et les thérapeutes énergétiques affirment pouvoir traiter les problèmes de stress, de dépendance aux drogues et les douleurs de toutes sortes. Là encore, très peu de recherches ont été entreprises sur ces méthodes, de sorte que leurs mécanismes sous-jacents n'ont pas encore été découverts, même si l'on peut considérer qu'elles ont passé le test du temps dans les cultures orientales, où elles sont en usage depuis des milliers d'années.

Le yoga et le *tai chi* ont de nombreux traits communs avec le massage thérapeutique. Par exemple, le yoga peut être une forme d'automassage, dans la mesure où les membres sont pressés l'un contre l'autre et contre le sol. Ainsi le yoga, comme le massage, stimule les récepteurs de pression (les terminaisons nerveuses spécialisées qui réagissent à la pression et d'autres stimuli sensoriels), ce qui accroît l'activité du nerf vagal (le nerf crânien qui transporte la sensation à travers la majeure partie du corps), ralentissant ainsi l'activité corporelle et renforçant l'attention. Si le massage réduit la douleur, la stimulation des récepteurs de pression (les fibres nerveuses plus longues et plus isolées) peut avoir le même effet.

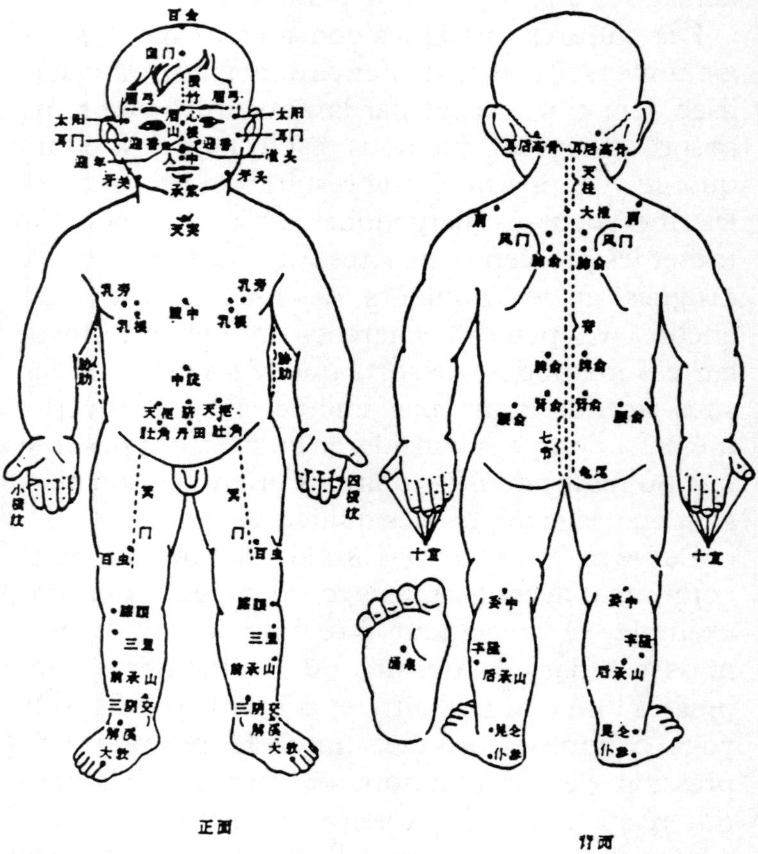

Figure 1. Ancienne représentation chinoise des méridiens ou canaux sensitifs à travers le corps. Tiré de B. Flaws, Turtle Tail and Other Tender Mercies. Traditional Chinese Pediatrics, *Blue Poppy Press, 1985.*

LE *SHIATSU* ET L'ACUPUNCTURE

Dans les systèmes asiatiques, les canaux ou méridiens à travers lesquels passe l'énergie électrique ont des points de correspondance à la surface de la peau, laquelle peut être pressée ou piquée pour affecter le fonctionnement des organes internes ou renforcer la tolérance à la douleur. Par exemple, presser un point sur l'avant-bras est censé réduire les douleurs lombaires. Chaque méridien a un point d'entrée à la surface de la peau par où l'énergie pénètre, et un point de sortie par où l'énergie se décharge. Ces méridiens forment une sorte de carte routière (à quoi ils ressemblent en effet sur les diagrammes de points ; voir *figure 1*).

Le terme japonais de *shiatsu* se décompose en *shi* pour « doigt » et *atsu* pour « pression »[4]. Les thérapeutes utilisent une pression forte et prolongée ; de ce fait, la thérapie est douloureuse pour certains, mais pas pour tous. Le praticien du *shiatsu* utilise avant tout la pulpe du pouce, et parfois ses paumes ou ses coudes, et suit un diagramme des points clés de pression appelés *tsubo* (les points sur la peau où l'énergie pénètre dans les méridiens). Les thérapeutes ont proposé diverses théories pour expliquer les effets du shiatsu, notamment un renforcement de l'activité vagale (ralentissement du cœur provoqué par le nerf vagal), ce qui relaxerait le patient. D'autres estiment que c'est le glucose libéré dans le corps par la force du massage qui réduit le stress et les spasmes musculaires.

Selon la tradition, les thérapeutes orientaux se servaient uniquement de leurs doigts pour manipuler les *ki* ; les aiguilles sont venues plus tard pour intensifier les effets. L'acupuncture exige une formation et un entraînement considérables pour pouvoir placer les aiguilles avec précision. Les patients ne ressentent qu'une piqûre légère, comparable à une piqûre de moustique, qui ne dure que deux ou trois secondes. Les acupuncteurs utilisent entre cent et cent cinquante points d'insertion des aiguilles. Leur compétence consiste notamment à savoir lesquels choisir pour le meilleur traitement individuel.

L'acupuncture a été utilisée avec succès pour traiter de nombreuses formes de dépendance (drogue, alcool, boulimie) et pour le traitement de différents troubles, dont l'arthrite et l'hypertension. Les facultés de médecine commencent à proposer des programmes d'acupuncture et les grands centres hospitaliers universitaires l'utilisent de plus en plus souvent au cours d'interventions chirurgicales ou d'accouchements. Les National Institutes of Health (NIH) ont d'ailleurs chargé une équipe d'étudier les effets de l'acupuncture et celle-ci a conclu qu'il s'agissait d'un traitement efficace de la douleur. L'Institute for Complementary and Alternative Medicine des NIH reconnaît l'acupuncture comme une thérapie alternative pour les syndrômes de douleur. Cest l'une des thérapies alternatives les plus populaires, avec la chiropraxie et le massage. Elle est souvent préférée à l'anesthésie occidentale parce qu'elle ne fait pas chuter la tension et ne déprime pas la respiration.

On s'intéresse actuellement à d'autres stimulations du même type, dont les injections d'eau, les rayons laser et les sonars [5]. Le *modus operandi* de ces méthodes pour bloquer la douleur reste pour l'instant aussi mystérieux que les aiguilles de l'acupuncteur.

LA RÉFLEXOLOGIE

La réflexologie est une autre méthode énergétique, bien que l'on puisse également la ranger parmi les thérapies par le massage, dans la mesure où elle implique le pétrissage, l'effleurage, la friction et d'autres procédures de massage centrées sur des points spécifiques de l'oreille, du pied ou de la main. Selon les réflexologues, l'énergie issue du point qui est touché se transmet le long d'un réseau de nerfs aux autres parties du corps, comme le dos ou l'estomac.

On considère que les pieds et les mains sont reliés à tout le reste du corps, de sorte qu'un toucher sur un certain point du talon affecte par exemple les lombaires (*figure 2*). Le milieu du pied correspond à l'abdomen, le coussin du pied correspond au cœur et aux poumons, et ainsi de suite. Là encore, on en sait très peu sur les origines de cette thérapie et il n'existe pas de données empiriques sur l'application de cette méthode – mais ça marche.

Au cours d'une étude récente, nous avons obtenu un résultat inattendu en proposant des massages thérapeutiques à des femmes enceintes. Alors qu'on ne remarque pas de réaction du fœtus à la stimulation de l'abdomen de la mère avec un vibromasseur avant environ vingt-quatre semaines de gestation, nous avons remarqué un mouvement

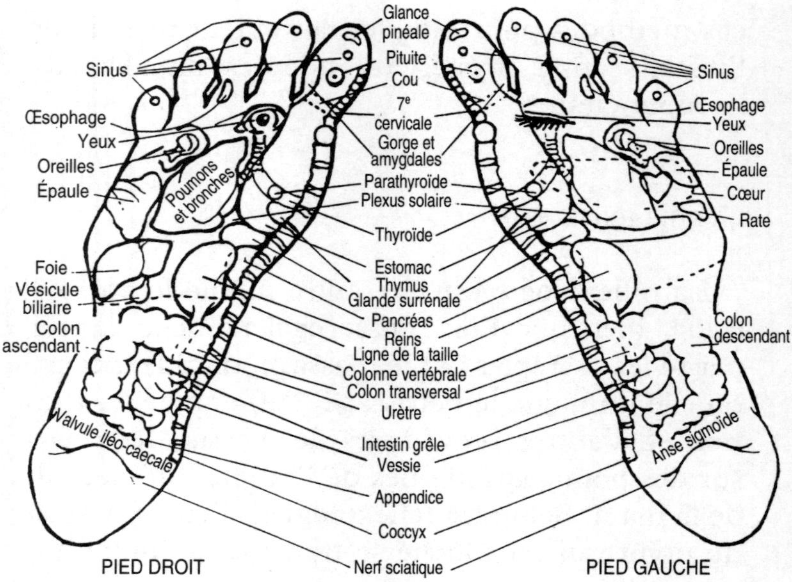

Figure 2. Ancien dessin chinois
décrivant les points de pression sur les pieds.
Tiré de M.K. Owens, D. Ehrenreich,
« Application of nonpharmacologic methods
of managing chronic pain »,
Holistic Nursing Practice, *6, p. 32-40,*
© Aspen Publishers, Inc.

fœtal en réaction au massage des pieds de la mère dès la vingtième semaine. Cela suggère que la stimulation des récepteurs du pied transmet des messages dans l'utérus qui suscitent une activité du fœtus. Nous menons actuellement des recherches pour déterminer si des types comparables de stimulation sur la main suscitent des réactions semblables.

Les thérapies de manipulation

Il s'agit de la chiropraxie, des massages thérapeutiques, de l'ostéopathie et de la méthode Trager, qui impliquent toutes la manipulation du tissu musculaire.

LE MASSAGE THÉRAPEUTIQUE

Comme on l'a vu, la médecine consistait essentiellement en thérapies par le toucher avant l'avènement des médicaments. « L'imposition des mains » a été un peu partout la forme première de guérison au cours de l'histoire, y compris dans la Grèce antique, où Hippocrate, le père de la médecine moderne, écrivait que « le médecin doit être expérimenté en bien des domaines, et plus particulièrement en massage ».

Les thérapies orientales par le toucher ont été pratiquées pendant des milliers d'années, mais elles n'ont atteint que récemment le monde occidental. Les débuts du massage occidental remontent à Peter Lind, athlète et éducateur suédois du XIXe siècle ; sa technique suédoise de massage est l'une des plus populaires en Occident. Les diverses formes de massages thérapeutiques pratiquées dans différents pays sont désormais considérées comme une forme de traitement médical, par exemple en Chine, au Japon, en Russie et en Allemagne, où elles sont remboursées par la Sécurité sociale ; mais aux États-Unis, le massage est toujours considéré comme une médecine alternative. Néanmoins, il semble que sa popularité ne cesse de croître, si l'on en juge par le nombre de nouveaux thérapeutes embauchés depuis dix ans par les associations de massage nationales et internationales.

Selon ses praticiens, le massage thérapeutique, outre qu'il procure une sensation de bien-être, relâche la tension musculaire, facilite l'évacuation des toxines résultant de l'exercice ou de l'inactivité, et fait parvenir davantage de nutriments et d'oxygène aux cellules et aux tissus (voir tableau ci-après). Les praticiens ajoutent que le massage thérapeutique s'accompagne de la libération d'endorphines (analgésiques naturels) et nous savons par nos propres recherches qu'il augmente le nombre de lymphocytes T, renforçant ainsi le système immunitaire[6].

EFFETS DU MASSAGE THÉRAPEUTIQUE SELON LES PRATICIENS

Sur le plan physique

Relaxation profonde et réduction du stress

Réduction de la tension musculaire et de la rigidité

Réduction des spasmes musculaires et de la tension

Meilleure flexibilité des articulations et gamme de mouvements accrue

Aisance et efficacité accrues des mouvements

Respiration plus profonde et plus aisée

Meilleure circulation du sang et de la lymphe

Baisse de la tension

Réduction des migraines dues au stress et de la fatigue oculaire

Peau plus saine et mieux nourrie

Amélioration de la posture

Guérison plus rapide des élongations musculaires et des entorses ; réduction des spasmes, des douleurs et des œdèmes ; formation réduite de tissu cicatriciel

Renforcement du système immunitaire et prévention des maladies

Amélioration de l'état général

Sur le plan mental

État d'éveil détendu

Réduction du stress mental ; sensation de calme

Capacité accrue à surveiller les signaux de stress et à y réagir de façon adéquate

Capacité accrue à penser clairement

Sur le plan émotionnel

Satisfaction du besoin d'un toucher affectueux et protecteur

Sentiment de bien-être

Facilitation de l'expression émotionnelle

Renforcement de l'image de soi

Réduction de l'anxiété

Conscience accrue du lien entre le corps et l'esprit

Sentiment d'unité et d'harmonie

Le massage suédois, qui est la forme la plus courante de massage en Occident, peut être administré sur une table de massage, sur le sol, ou sur une chaise de massage. Il s'accompagne en général d'une application d'huile (aromatique, pour bébé, ou végétale) sur toutes les parties du corps. Le massage suédois se divise en six catégories, dans l'ordre croissant de pression exercée : (1) effleurage ; (2) friction, déplacement des mains sur le corps en appuyant plus qu'en caressant ; (3) pression statique ; (4) pétrissage, où les mains restent immobiles, mais où l'on fait bouger les doigts, qui triturent les muscles douloureux ; (5) vibration, où l'on a plutôt recours à une machine qu'au toucher humain ; et (6) percussion, une combinaison de mouvements de hachoir et de pression.

L'effleurage et le pétrissage s'effectuent de haut en bas du dos, le long des muscles des épaules et du cou, sur la face postérieure des jambes, sur les pieds, les bras et les mains. L'effleurage s'effectue aussi au niveau de l'estomac, sur la face antérieure des jambes et des bras, sur le visage et le front. Selon ses praticiens, le massage suédois stimule la circulation en envoyant davantage de sang aux muscles, et favorise la consommation d'oxygène et l'élimination des toxines dans les muscles [7].

LA MÉTHODE TRAGER

Cette méthode, qui a pris le nom de son fondateur, consiste à tenir et balancer doucement différentes parties du corps. Par exemple, les bras et les jambes sont placés en suspension de part et d'autre du corps, ou par-dessus la tête, puis doucement balancés d'avant en arrière. Cette forme très douce de travail corporel peut être préférable pour les gens souffrant de douleurs généralisées, parce qu'aucune pression n'est appliquée sur des tissus douloureux.

L'OSTÉOPATHIE

L'ostéopathie est considérée comme une forme alternative de médecine, mais la formation des ostéopathes est très comparable à celle des médecins, tant dans le programme que dans la rigueur. Les ostéopathes manipulent les tissus mous et connectifs pour équilibrer les tendons, les muscles et les ligaments. Au cours de leurs manipulations, qui visent à aligner correctement le corps, ils appuient sur l'articulation en faisant bouger le membre d'avant en arrière jusqu'à ce qu'ils entendent un déclic. Cet alignement du corps vise à supprimer toute pression anormale sur les articulations. Les ostéopathes traitent aussi à l'aide de médicaments et s'intéressent au style de vie du patient – à son régime alimentaire notamment. Ils sont plus orientés sur la prévention que les médecins traditionnels, qui s'intéressent surtout au traitement.

LA CHIROPRAXIE

Les chiropracteurs s'intéressent aussi à l'hygiène de vie de leurs patients (notamment l'exercice et le régime), mais ils se concentrent surtout sur l'ajustement de la colonne vertébrale. Chacune des trente-trois vertèbres de la colonne doit être réalignée si le trou de la vertèbre par où passent les nerfs est obstrué, ou si la vertèbre appuie sur un nerf adjacent, provoquant une douleur. La chiropraxie rappelle la pratique des îles Tonga, où des enfants piétinaient les patients à des fins de manipulation, et la Chine, où il n'était pas rare de voir des masseurs se suspendre à des barres horizontales tout en marchant sur le dos de leurs patients.

Les amalgames

Plusieurs formes de thérapies consistent en un mélange de thérapies de manipulation et énergétiques, en une combinaison d'un travail sur le corps et l'esprit.

LE MASSAGE CHINOIS

Le massage chinois est un exemple d'une ancienne technique combinant massage et *shiatsu*. Comme dans ce dernier, le thérapeute applique une pression le long des méridiens.

LA THÉRAPIE PAR POLARITÉ

Il s'agit d'une technique combinant plusieurs thérapies par le toucher, dont le travail sur l'énergie, la manipulation, le massage et des techniques posturales. Dans cette thérapie, fondée sur les flux d'énergie, le corps est divisé en pôles, comme un aimant, le haut du corps et son côté droit ayant une charge positive, et le bas du corps, les pieds et le côté gauche ayant une charge négative [8]. Les thérapeutes de la polarité pensent qu'il existe différents centres dans le corps qui régulent différentes fonctions. Un centre régule l'ouïe et le langage, un autre la circulation et le système respiratoire, un troisième le système digestif, et ainsi de suite. La thérapie consiste en de profondes pressions et des mouvements d'étirement conçus pour libérer les bloquages d'énergie.

LE MASSAGE REICHIEN

C'est encore un exemple d'un amalgame de techniques de massage et d'énergie. Wilhelm Reich, disciple de Freud, décida qu'une nouvelle thérapie faisant travailler le corps et l'esprit était nécessaire, ce qu'il appela « la psychanalyse incluant un travail corporel[9] ». Il pensait que les névroses et la plupart des troubles physiologiques proviennent d'un bloquage de l'énergie. Lorsque l'on réprime ses émotions, disait-il, les muscles doivent se cuirasser contre elles, et cela interrompt les flux d'énergie. Pour Reich, chaque région du corps était associée à une émotion différente, de sorte que le thérapeute reichien pétrit, appuie et parfois effleure, dans une sorte de massage assez rude, les diverses parties du corps qui sont bloquées par l'émotion.

D'autres techniques reichiennes consistent à ventiler les émotions en pleurant, en donnant des coups de pieds, en tapant des pieds et en criant. La thérapie par la parole a bien sûr sa place ici. Reich avait également mis au point la « boîte à orgone », conçue pour attirer l'énergie : les patients pouvaient s'asseoir dans cette boîte de la taille d'un homme et profiter de la cure d'énergie qu'elle offrait.

LA TECHNIQUE FELDENKRAIS

Cette technique est conçue pour améliorer la posture et la conscience qu'a le sujet de ses mouvements. Feldenkrais estimait que le corps reflète ce qui se passe dans l'esprit, et vice versa [10]. On a recours à diverses manipulations douces, ainsi qu'à des mouvements visant à accroître la conscience corporelle. Ces mouvements sont subtils et de très faible ampleur, consistant par exemple à tourner la tête ou lever le bras à plusieurs reprises. Selon cette méthode, le fait de répéter constamment une bonne posture gestuelle permet au patient de corriger progressivement sa mauvaise posture. Par exemple, s'il marche en gardant rigidement les bras le long du corps, au lieu de les laisser balancer souplement, il apprendra ce balancement par la répétition de cet exercice pendant qu'il marche.

LA KINÉSIOLOGIE APPLIQUÉE

Cette technique combine un certain nombre des méthodes énumérées ci-dessus. Cette forme de thérapie est issue de l'étude des muscles et de leurs fonctions : il s'agit de repérer les extrémités des muscles, les points où ils s'attachent à l'os. Les kinésiologues peuvent diagnostiquer l'affaiblissement d'un muscle en palpant le corps et en faisant bouger les muscles selon différents mouvements, en général isométriques [11]. Ils utilisent ensuite une combinaison de manipulations ostéopathiques, chiropractiques et musculaires, et des exercices visant à restaurer la force musculaire. De nombreux chiropracteurs et ostéopathes utilisent la kinésiologie appliquée pour soulager des douleurs musculaires, articulaires, ligamentaires, etc. Elle est également pratiquée par beaucoup de sportifs qui doivent conserver une excellente condition musculaire.

L'AMALGAME DE MASSAGES THÉRAPEUTIQUES

Cet amalgame, que nous avons adopté pour les enfants et les adultes dans nos Instituts de recherche sur le toucher et nos centres de bien-être, a été conçu par Iris Burman, directrice de l'Educating Hands Massage Therapy Institute de Miami.

MASSAGE SUR TABLE

Le massage sur table classique requiert une autre personne pour administrer le massage. Ces instructions sont destinées au thérapeute.

Allongé sur le dos (15 minutes)

TÊTE ET COU

1. *Traction du cou* : Placer la pointe des doigts à la base du cou du patient et lui soutenir la tête de la paume de la main tout en appuyant doucement sur les vertèbres avec les doigts. Puis tirer doucement sur le cou pour allonger la colonne vertébrale.
2. *Manipulation du cou* : du plat de la main,

masser un côté du cou de la tête vers l'épaule. Répéter de l'autre côté.

3. *Manipulation frontale latérale* : placer les paumes des mains sur le front, masser vers les tempes.

4. *Articulation temporo-mandibulaire* : du bout des doigts, masser d'un mouvement lent et elliptique l'articulation de la mâchoire. Continuer avec les doigts tout en étirant le muscle passant sur la mâchoire de la pommette vers le bas du visage.

5. *Abaissement des épaules* : placer les paumes sur les épaules et exercer une pression continue en direction des pieds. Tenir le mouvement pendant trente secondes. Ajouter un léger mouvement de bercement.

6. *Point de déclenchement à mi-épaule* : placer les pouces dans le creux situé en haut des épaules. Il existe un point de déclenchement dans cette zone, et il peut être sensible. Si c'est le cas, n'appuyer que dans la mesure où le patient le tolère. Abaisser ce point de déclenchement pendant une minute.

BRAS

7. *Traction des bras* : soutenir le coude et la main, puis étirer doucement le bras du patient vers les pieds. Maintenir la traction, tout en faisant tourner le bras dans l'orbite naturel des mouvements de l'épaule, par-dessus la tête et sur le côté.

8. *Massage des mains* : exercer des pressions modérées sur la totalité de la main et effectuer des mouvements de friction sur la paume.

9. *Massage du bras* : masser le bras par de longs mouvements glissants de la main jusqu'à l'épaule. Répéter sept fois.

10. *Massage de l'épaule* : du plat de la main, effectuer des mouvements circulaires autour de l'épaule. Répéter sept fois.

11. *Maintien du point Hoku* : appuyer doucement sur la partie charnue du pouce (le point Hoku) pendant environ une minute. Cette zone peut être sensible, de sorte que le degré de pression dépend de la tolérance de la personne.

TORSE

12. *Mouvements de balancier de la cage thoracique* : maintenir les côtes de chaque côté et balancer la cage thoracique suivant un mouvement latéral. Cela induit une onde de relaxation à travers tout le corps.

13. *Maintien du plexus solaire* : placer une main sur le plexus (la région du diaphragme située juste sous le sternum) et l'autre sur le front. Tenir légèrement pendant que le patient respire dans votre main. Ajouter un léger mouvement de balancier.

JAMBES

14. *Traction des jambes* : en tenant les chevilles et en maintenant les jambes serrées, étirer vers le bas. Maintenir la traction et faire tourner les jambes d'abord à gauche, puis à droite.

15. *Massage des pieds* : exercer de petites pressions sur tout le pied et faire des mouvements de friction en gardant les pouces sur le haut du pied et en suivant les espaces entre les os sans enfoncer les doigts. Presser la plante du pied avec les pouces.

16. *Massage des jambes* : masser par un mouvement long et glissant du pied jusqu'à la hanche. Répéter sept fois.

Allongé sur le ventre (15 minutes)

JAMBES

17. *Étirement du tendon d'Achille* : soulever la jambe, fléchir le pied en marteau, et étirer l'arrière du mollet.

18. *Travail du mollet* : masser le mollet de la cheville vers le genou. Presser la partie charnue du mollet.

19. *Vibration sur la cuisse* : placer une main sur la cuisse, genou plié, et secouer doucement les muscles.

20. *Effleurage de la jambe* : masser par de longs mouvements glissants du talon jusqu'au fessier.

DOS

21. *Étirement lombaire latéral* : entourer la région lombaire des deux mains, en appuyant du bas de la paume le long de la colonne vertébrale. Presser doucement les lombaires et masser en direction des flancs. Répéter dix fois.

22. *Effleurage parallèle à la colonne* : placer les mains de part et d'autre de la colonne, et masser en douceur vers le haut jusqu'aux épaules et aux bras, en reliant les lombaires aux bras.

23. *Pression du trapèze* : saisir le haut de l'épaule et presser.

24. *Friction le long de la colonne* : les mains étant disposées de part et d'autre de la colonne, effectuer des mouvements de friction du tranchant de la main du haut en bas du dos.

25. *Pression et étirement de la nuque* : presser doucement la partie charnue de la nuque. Étirer cette zone en tirant d'une main vers la tête et de l'autre vers les épaules.

26. *Traction du sacrum* : placer le bas des

paumes tout en bas du dos, juste au-dessus du fessier, et appuyer doucement tout en effectuant une poussée vers les pieds.

27. *Balancier* : placer une main sur la région lombaire et l'autre sur le dos entre les omoplates. Balancer doucement pendant vingt secondes, puis maintenir pendant une minute. Cette procédure est légèrement modifiée lorsqu'on travaille sur des pathologies telles que les lombalgies et les migraines.

Certaines de nos études – par exemple sur le stress professionnel – ont été menées en utilisant une chaise de massage. Cette procédure, également conçue par Iris Burman, est décrite ci-après.

CHAISE DE MASSAGE

(NB : il s'agit d'instructions abrégées à l'intention du thérapeute, tirées des instructions complètes pour un massage sur table.)

DOS

1. Compression du dos parallèle à la colonne, des épaules à la base de la colonne.
2. Compression de tout le dos en ajoutant un léger mouvement de balancier.
3. Pression du trapèze.
4. Pression des doigts autour de l'omoplate et des épaules.
5. Pression des doigts le long de la colonne et du dos.
6. Massage circulaire des hanches à la crête iliaque.

BRAS

7. Abaisser les bras sur le côté. Pétrir le bras de l'épaule à l'avant-bras.
8. Appuyer sur les points du bras et de l'avant-bras.

MAINS

9. Massage complet des mains. Traction des doigts.
10. Tenir le point Hoku pendant quinze à vingt secondes.
11. Traction du bras. Latérale et supérieure. (Veiller à ce que le bras soit dans l'alignement du corps.)

COU ET DOS

12. Pétrissage des cervicales.
13. Pression des doigts le long de la base du crâne (os occipital) et du cou.
14. Massage du cuir chevelu.
15. Compresser le trapèze, pression des doigts et pétrissage continu le long du bras.
16. Terminer par de légers mouvements de percussion sur les épaules et le long du dos.

Les thérapies par le toucher qui ne disent pas leur nom

Beaucoup de thérapies par le toucher sont désignées par un autre nom. Comme le remarque Diane Ackerman dans *Le Livre des sens*, « le toucher est un guérisseur si puissant que nous allons chez des professionnels du toucher (médecins, coiffeurs, masseurs, professeurs de danse, esthéticiennes, gynécologues, podologues, tailleurs, kinésithérapeutes, prostituées et manucures) et fréquentons des lieux associés au toucher – discothèques, stands de cirage des chaussures, bains de boue [12] ». Il semble que plus notre culture pose des restrictions au toucher dans les relations humaines, plus il apparaît de formes alternatives de toucher. C'est comme si nous avions besoin d'un minimum de toucher pour notre bien-être émotionnel et physique, de sorte que nous trouvons des modes acceptables – et parfois fonctionnels, comme le coiffeur – de contact physique.

LES SOINS DE LA PEAU

Divers professionnels en contact avec la peau, dont les coiffeurs, les esthéticiennes, les manucures et les pédicures, offrent une thérapie par le toucher en sus des fonctions spécifiques qu'ils remplissent. Certaines personnes déclarent que, lorsqu'elles vont chez le coiffeur, le meilleur moment est celui où, pendant le shampooing, on leur masse le cuir chevelu. Pour d'autres, cette séance est la seule occasion d'être touché par quelqu'un d'autre. Les salons de beauté disposent de plus en plus souvent de chaises de massage, de sorte que le toucher s'applique à d'autres parties du corps que la tête, les mains et les pieds. Certains salons offrent même un massage des bébés pendant le shampooing de leur mère.

À Budapest, il existe un centre du toucher à chaque coin de rue. Les habitants affirment qu'ils sont libérés du stress parce qu'ils reçoivent souvent un massage facial et corporel sur le chemin de leur travail. Aux États-Unis, les massages quotidiens sont souvent jugés trop onéreux, de sorte que les brosses pour le corps et les douches de massage sont de plus en plus répandues, les Américains s'efforçant de trouver leurs propres thérapies par le toucher. Un collègue psychologue a récemment demandé à la moitié de ses patients déprimés de se brosser avec une brosse à long manche en crin naturel quand ils prennent une douche. Ceux qui ont appliqué cette consigne se sont remis plus vite de leur dépression que ceux qui ne l'ont pas fait.

ACCESSOIRES

Le marché des objets à massage est un marché florissant. Aux États-Unis, ces objets représentent presque 30 % des catalogues de vente par correspondance des entreprises les plus connues. Ces catalogues proposent des dispositifs de massage qui tiennent dans une poche, des chaises de massage, des plateaux de massage pour les pieds, des lits vibrants, des appareils de massage du cou, des chaises de massage inclinables, des appareils de massage du cuir chevelu ou des gencives, et des appareils articulés permettant de masser les parties du corps difficiles à atteindre. Les parents peuvent même acheter des masseurs de gencives pour aider les bébés à faire leurs dents. Il semble que les brosses et les peignes simples ne suffisent plus : ces nouveaux dispositifs hypersophistiqués peuvent également vibrer, fournir de la chaleur et de l'humidité. Certains sont même présentés comme des appareils de *shiatsu* permettant un massage profond.

Il existe bien d'autres objets sur le marché du toucher, comme les boules chinoises et les bracelets anti-stress. Pour conduire jusqu'au bureau, il existe même un coussin chauffant et massant à placer sur son siège, qui fonctionne sur l'allume-cigare.

LES SPORTS

Les sports nous offrent sans doute la plus grande variété de stimulations tactiles. Dans le sport, nous touchons non seulement les gens, mais aussi la nature – l'air, la terre et l'eau – qui nous entoure. Dans de nombreux sports – le jogging, la course, le plongeon, la nage et le surf –, le sens du toucher est sensibilisé à cause des courants d'air et d'eau qui nous enveloppent. Mais il existe aussi le toucher négatif du sport (donner des coups de pieds, frapper et pousser), associé à des sports de contact comme le football ou le basketball. Si l'on peut considérer que ce sont là de saines soupapes à l'agressivité, ils portent aussi des risques non négligeables de blessures dangereuses comme les fractures, les lésions de la colonne vertébrale, etc.

LA DANSE

La danse sous toutes ses formes, qu'il s'agisse de danse folklorique, de danse de salon, ou bien, comme aujourd'hui, de danse en ligne, est une activité de contact de plus en plus appréciée. Si les années 1960 et 1970 privilégiaient les danses qui tenaient le partenaire à distance, comme dans le cas du rock et du jerk, les danses de salon, qui supposent un étroit contact physique, font aujourd'hui un retour en force. Cela tient peut-être au fait que d'autres formes d'intimité ont été perdues avec l'épidémie de sida et la peur d'attraper une maladie sexuellement transmissible.

LES JEUX

Partout dans le monde, les enfants jouent à chat sans qu'on le leur ait appris. Ils le font instinctivement. Les jeux de mains sont une chose qui vient naturellement aux enfants dès qu'ils savent marcher. Avant cela, quand ils marchent à quatre pattes, ils s'abordent et s'embrassent avec maladresse.

Certains petits enfants se massent mutuellement. Un thérapeute a vu un enfant de sa classe se relever après une friction du dos, se diriger vers un condisciple et lui administrer le même genre de friction. De même, après avoir reçu un massage des mains, une enfant de maternelle a lancé une chaîne de massage où chaque enfant massait les mains de l'autre. Aujourd'hui que des enfants américains âgés de six ans peuvent se faire expulser de l'école pour « harcèlement sexuel » simplement parce qu'ils se sont embrassés sur la joue, il semble qu'il leur faille apprendre les façons dont ils peuvent et ne peuvent pas toucher leurs camarades pour que le contact physique soit une chose acceptable dans les écoles.

Des jeux de contact peuvent être organisés pour encourager un toucher approprié au sein de la famille et à l'école. Colin-maillard est un bon exemple pour pousser les gens à mesurer s'ils se connaissent bien. Les yeux bandés, chacun touche les mains, les doigts ou le visage des autres et s'efforce de deviner qui ils sont. Tant à la maison qu'à l'école, il est possible d'administrer des frictions du dos anonymes dans un jeu consistant à deviner qui est le partenaire, ou en récompense d'un bon travail.

Pour les enseignants, désormais de plus en plus réticents à toucher les enfants, les frictions du dos sont une façon appropriée d'exprimer un sentiment affectueux. Ces frictions entre condisciples sont aussi une manière d'établir sans promiscuité un contact intime. Un moment privilégié du massage à l'école est le « train de massage », où la classe forme un cercle, chaque étudiant massant le dos de la personne devant lui, avant de se retourner pour masser la personne située derrière lui (*figure 3*).

Jules Older enseigne six exercices de toucher de groupe pour libérer les gens de leurs inhibitions sur le fait de toucher et d'être touchés[13]. Tout d'abord, la personne debout tape du bout des doigts, par un mouvement rapide et très léger, sur les épaules de son ou sa partenaire. On appelle cela les *flocons de neige*. L'étape suivante s'appelle les *gouttes de pluie*. Ici, les partenaires tapent des doigts simultanément et avec une plus grande intensité. Puis, on *glisse* le long du dos de son ou sa partenaire par des mouvements parallèles, en appuyant le bas des paumes. Dans le quatrième exercice, avec les mains en conque, on administre de petites claques sur le dos et les épaules du ou de

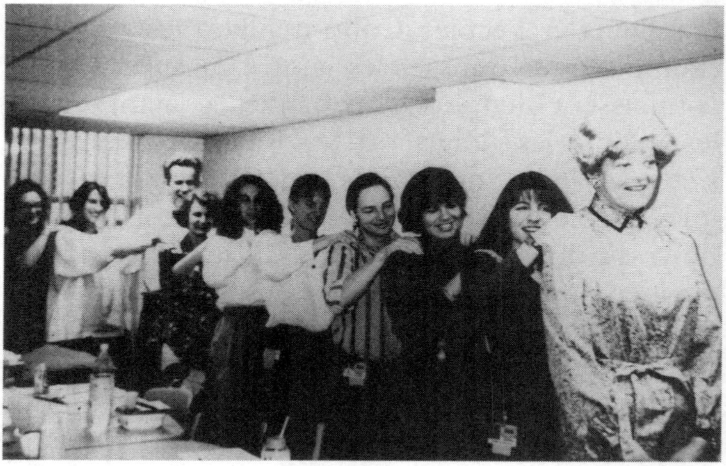

Figure 3. Train de massage.

la partenaire, ce qui donne un son dit des *sabots de cheval*. Le cinquième stade est le *tourbillon*, un massage pénétrant effectué par un mouvement circulaire des pouces. Enfin, on demande au bénéficiaire du massage quel toucher il a préféré, et il en reçoit une dose supplémentaire. Chaque étape dure deux à trois minutes. Quand les six exercices ont été effectués, les partenaires échangent leurs places et la séance recommence.

LES THÉRAPIES SEXUELLES PAR LE TOUCHER

Comme on l'a vu plus haut, le meilleur programme connu de thérapie sexuelle est le *sensate focus*, mis au point par Masters et Johnson. Les couples qui participent à ce programme de deux semaines ont pour instruction de ne pas faire l'amour, mais simplement de se toucher doucement sur tout le corps, sauf les parties génitales et les seins. Les partenaires se touchent chacun à leur tour. Ce programme vise à supprimer l'angoisse de la performance et à renforcer l'excitation sexuelle. Si un couple connaît encore l'angoisse de la performance après avoir suivi cette méthode, il peut essayer une routine de massage plus structurée. D'autres exercices conçus pour libérer l'anxiété dans l'intimité consistent à prendre une douche ensemble, à se shampooiner mutuellement, à se laver mutuellement les pieds et le dos. Qu'ils soient pratiqués au cours d'une thérapie sexuelle ou de façon informelle à la maison, les jeux de toucher peuvent renforcer l'intimité sexuelle.

AUTO-STIMULATION ET OBJETS À MANIPULER

Diverses formes d'auto-stimulation et différents types d'objets peuvent offrir une stimulation tactile. On a réalisé une étude dans laquelle des nouveau-nés ont été placés sur des peaux de mouton naturelles. Le chaud et confortable contact de la laine naturelle offrait aux enfants une stimulation qui contribuait à leur faire prendre du poids, à les apaiser et à faciliter leur sommeil. En outre, lorsque des enfants prématurés étaient placés sur ces peaux, ils perdaient moins de chaleur corporelle. Nous avons commis l'erreur de faire l'essai avec des peaux de chèvre artificielles, et nous avons trouvé que même les bébés prématurés pouvaient en tirer les fibres et les porter à la bouche, ce qui est potentiellement très dangereux.

L'emmaillotage, quand il est réalisé de façon à bien entraver les mouvements des membres, offre aussi une stimulation tactile constante qui peut être apaisante. Elizabeth Anisfield a étudié les hamacs, qui sont leurs homologues modernes aux États-Unis [14]. En les comparant aux sièges pour enfant rigides, elle a constaté que ces hamacs favorisaient une meilleure interaction entre mère et enfant, qui verbalisaient entre eux plus souvent et étaient plus réactifs en général. Dans ces hamacs, les parents portent en général leur enfant le visage contre la poitrine, ce qui aide le bébé à s'endormir. Dans une étude récente, nous avons trouvé que les bébés aiment aussi regarder devant eux pour observer le monde, notamment dans leurs phases d'éveil.

Betsy Lozoff, infirmière et chercheuse, a trouvé que dans les sociétés non industrielles, les bébés sont portés en permanence dans une bandoulière ou une poche latérale, où ils ont un accès aisé au sein [15]. La méthode kangourou décrite au chapitre III, qui consiste à porter l'enfant prématuré peau à peau, comme si la poche du marsupial se trouvait sous les vêtements des parents, peut aussi favoriser la prise de poids et une récupération clinique plus rapide de la prématurité et des problèmes médicaux qui l'accompagnent. Des objets tels que des animaux en peluche (voire de vrais animaux) ou des couvertures offrent aussi un contact tactile apaisant, tout comme divers types d'auto-stimulation, tels que les tétines en caoutchouc, le pouce, le bercement, et la manipulation des parties génitales.

Un certain nombre de nos études montrent les

effets positifs de la tétine au cours de procédures invasives, allant de la prise de poids à la réduction des pleurs et à la chute des niveaux d'hormone anti-stress (cortisol) [16]. Même si les médecins et les dentistes continuent à déconseiller l'usage des tétines pour les dents, celles-ci semblent avoir bien plus d'effets positifs que négatifs.

Certaines mauvaises habitudes, comme se ronger les ongles, se tirer les cheveux ou se laver les mains de façon obsessionnelle, peuvent être classées comme des activités d'auto-stimulation. D'autres mauvaises habitudes sont des gestes inamicaux, comme croiser les bras ou tambouriner nerveusement du bout des doigts quand on écoute quelqu'un.

Bien qu'un geste particulier, la masturbation, soit considéré comme une mauvaise habitude, c'est en fait une partie normale et saine du développement. Sherrie Cohen raconte l'anecdote suivante : « Un petit garçon de huit ans *se donnait du bon temps* un jour, quand sa mère le suprit. "Tu vas devenir aveugle si tu fais cette chose dégoûtante !", cria-t-elle. Le petit garçon prit le temps de réfléchir au plaisir que lui procurait ce contact, puis demanda : "Bon, est-ce que je peux le faire jusqu'à ce que j'aie besoin de lunettes [17] ?" » Une pédopsychiatre voulait un jour que j'enlève une enfant de quatre ans de notre école parce qu'elle craignait que sa fille ne soit « contaminée » par cette petite fille, qui se masturbait au moment de la sieste. Elle fut choquée lorsque je lui dis que certains enfants passent par ce stade de développement et que cela pouvait arriver aussi à sa fille.

Ces formes d'auto-stimulation sont importantes

en elles-mêmes pour la santé et le bien-être. Comme c'est le cas du régime et de l'exercice, nous avons besoin de notre dose quotidienne de toucher.

CHAPITRE VII

Le massage des bébés

On pratique le massage des bébés à peu près partout dans le monde. Au Nigéria, en Ouganda, en Inde, à Bali, aux îles Fidji, en Nouvelle-Guinée, en Nouvelle-Zélande (chez les Maori), au Vénézuela et en Russie, les bébés reçoivent un massage après leur bain et avant le coucher pendant les premiers mois de leur existence.

Le massage des bébés en Occident

Ce type de massage n'a été découvert et étudié que récemment en Occident. On a soudain vu surgir, dans pratiquement chaque ville des États-Unis, des écoles de massage thérapeutique où l'on apprenait aux parents comment masser leurs enfants. Les techniques s'appuient sur les enseignements de deux thérapeutes formés en

Inde : Vimala Schneider McClure et Amelia Auckett [1].

Le massage indien est une routine quotidienne qui commence dans les premiers jours de la vie. Le bébé est d'abord étendu sur le ventre entre les jambes de sa mère, puis on étire chaque partie de son corps. On applique de l'eau tiède et savonneuse sur les jambes, les bras et le dos de l'enfant, avant de le retourner pour faire de même sur le ventre, le cou et le visage. Ce massage ressemble à un lessivage à l'aide d'une vieille batteuse à linge, et il a l'air si rigoureux (presque brutal) que je ne peux le recommander aux parents.

Néanmoins, une fois que les enfants ont reçu ce massage et qu'ils sont emmaillotés, ils dorment longtemps (peut-être pour récupérer du stress du massage). En outre, certains masseurs attribuent le développement moteur précoce de ces enfants à ce massage quotidien. Ils supposent que le massage permet une relaxation et une stimulation qui favorisent la circulation, la digestion, l'élimination et la respiration [2]. Ils affirment que les bébés massés dorment plus profondément, que le massage soulage les gaz et les coliques, et qu'il contribue au processus de guérison quand l'enfant est malade, en diminuant la congestion et la douleur [3].

S'il existe aujourd'hui des groupes de formation au massage des enfants un peu partout aux États-Unis, très peu de recherches ont été menées sur les effets du massage sur des bébés en bonne santé. Les thérapeutes spécialisés soutiennent que masser des enfants qui n'ont pas de problèmes de santé contribue à établir le lien parent-enfant en promouvant des relations chaleureuses et positives. Le massage réduit aussi la détresse de l'enfant à la suite de procédures douloureuses comme des piqûres ; il réduit la douleur des coliques, de la constipation et de la percée des dents, et améliore les troubles du sommeil ; il offre en outre un confort psychologique aux parents pendant qu'ils massent leurs enfants.

Les groupes de thérapie par le massage rapportent également que des bébés sourds ou aveugles, des bébés paralysés ou souffrant de palsie cérébrale, ou encore des enfants prématurés tirent bénéfice de massages. Entre autres, le massage semble aider les nourrissons à mieux prendre conscience de leur corps.

Quand le bébé pleure trop ou souffre de troubles du sommeil

Les parents d'enfants souffrant de ces troubles nous disent que nos séances de massage ont non seulement sauvé leur couple, mais aussi leurs enfants de la maltraitance en contribuant à les calmer et à les endormir. D'autres disent que les choses sont allées trop loin quand leur enfant de sept ans a encore besoin d'un massage pour s'endormir, comme si c'était devenu une dépendance.

Le massage thérapeutique sur les prématurés

La plupart des données sur les effets du massage des bébés sont issues d'études sur les prématurés. Depuis les années 1980, un certain nombre d'études ont été menées, la plupart sous la dénomination de « stimulation tactile-kinesthésique » pour éviter les connotations négatives du mot « massage »[4]. Les résultats en sont généralement positifs. Une analyse globale des données issues de dix-neuf de ces études a révélé que 72 % des enfants massés étaient affectés de façon positive[5]. La plupart des enfants prenaient davantage de poids et avaient de meilleures performances dans les tâches développementales. Parmi ces études, celles qui n'ont pas rapporté de gain de poids significatif avaient utilisé le mauvais type de toucher, une procédure de manipulation très légère que les bébés n'apprécient pas, peut-être parce qu'elle ressemble au chatouillis. Les bébés ayant pris du poids avaient reçu un massage plus appuyé, stimulant ainsi les récepteurs tactiles et de pression (terminaisons nerveuses spécialisées qui réagissent à la pression).

L'une des études retenues dans cette analyse globale a été menée dans notre laboratoire (*figure 1*)[6]. Nous avons administré un massage thérapeutique à des prématurés pendant dix jours, à raison de quarante-cinq minutes par jour, distribuées en trois séances de quinze minutes. Les patients étaient des prématurés de neuf semaines qui pesaient environ deux livres et avaient été traités en unité de soins intensifs pendant trois

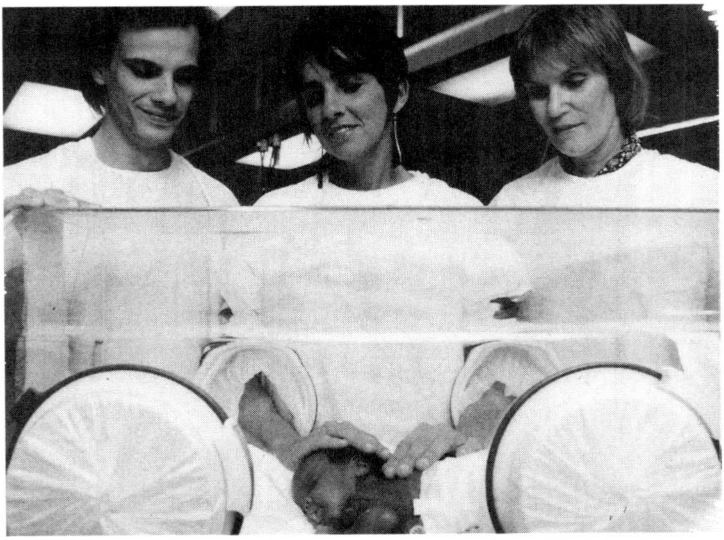

Figure 1. Prématurée en train d'être massée dans sa couveuse.

semaines avant l'étude, entamée une fois qu'ils étaient sortis de la première couveuse. Dans cette phase, l'objectif principal était le gain de poids. Dans la première et dernière phase, les nouveau-nés étaient placés sur le ventre et doucement manipulés pendant cinq séances d'une minute (douze gestes de massage d'environ cinq secondes chacun) sur chaque partie du corps suivant la séquence suivante : (1) du sommet de la tête vers le cou (2) du cou aux épaules (3) des épaules à la taille (4) des cuisses aux pieds et des pieds aux cuisses sur les deux jambes, et (5) de l'épaule à la main et de la main à l'épaule sur les deux bras. Nous avons utilisé le massage suédois parce que, comme on l'a vu, les bébés préfèrent un certain degré de pression. Au cours de la phase

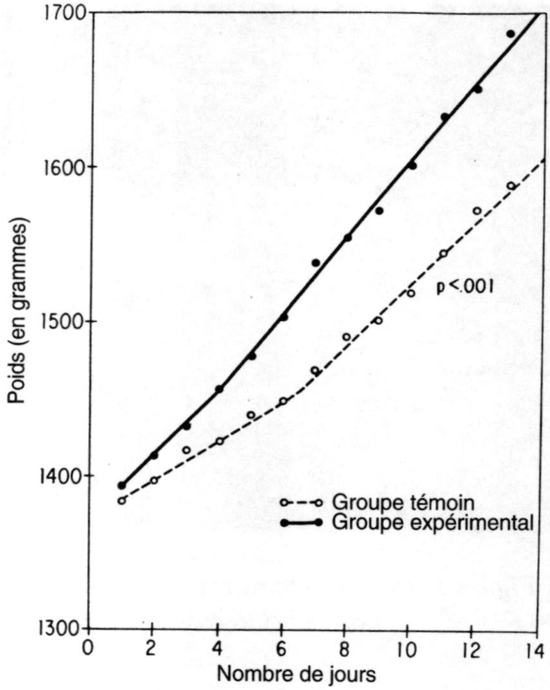

Figure 2. Prise de poids quotidienne chez des prématurés sur une période de douze jours.

médiane, nous faisons bouger les bras et les jambes des enfants d'avant en arrière dans un mouvement de pédalage, les bébés étant placés sur le dos.

Les bébés massés au cours de cette étude ont gagné presque la moitié plus de poids que ceux qui ne l'étaient pas, alors que les deux groupes recevaient la même quantité de lait (*figure 2*). Ils étaient plus souvent éveillés et actifs, alors que nous aurions attendu qu'ils dorment davantage ; ils étaient plus alertes et réagissaient davantage au visage et à la voix des chercheurs ; et ils montraient des mouvements des membres plus organisés sur le test de Brazelton. Enfin, ils purent sortir de l'hôpital six jours avant les autres, soit une économie de coûts hospitaliers d'environ trois mille dollars par enfant (coût qui s'élèverait aujourd'hui à dix mille dollars). Si l'on massait l'ensemble des 470 000 prématurés qui naissent chaque année aux États-Unis, l'économie serait de 4,7 milliards de dollars. En réduisant la même étude de dix jours à cinq jours, nous avons pu constater que la prise de poids restait supérieure à plus de la moitié chez les prématurés massés, suggérant qu'une procédure de cinq jours serait plus efficace encore pour réduire les coûts [7].

Cette étude a été récemment répliquée par des chercheurs dans d'autres parties du monde. Aux Philippines, le docteur Cifra et ses collègues ont trouvé exactement le même gain de poids (47 %) en utilisant exactement la même procédure de massage sur des bébés prématurés [8]. À Taiwan, un autre groupe de néonatologistes a également trouvé un gain de poids chez les enfants, accompagné en outre d'une meilleure croissance (longueur du corps et circonférence crânienne) [9]. En Israël, la même procédure a été utilisée, mais cette fois les thérapeutes étaient les mères des enfants. En sus d'un gain de poids, les auteurs de cette étude ont rapporté une réduction de la dépression post-partum chez les mères [10].

Dans une autre étude sur le massage des prématurés, trente-trois paires de mères-enfants ont été assignées au hasard à un groupe témoin, un groupe de parole ou un groupe interactif [11]. Dans le groupe interactif, on établissait un contact visuel avec les enfants, on les massait, on les berçait et on leur parlait. Les traitements étaient délivrés à des heures spécifiques vingt-quatre heures après l'accouchement. Avant de quitter l'hôpital, on observait les mères et les enfants pendant une séance d'allaitement. Les enfants du groupe interactif étaient plus réactifs et plus faciles à nourrir au cours des interactions de nourrissage que ceux du groupe témoin ou du groupe de parole.

Dans une autre étude encore, on a évalué les réactions biochimiques et cliniques des enfants prématurés aux massages [12]. Les onze enfants de l'étude étaient nés onze semaines avant terme, pesaient environ deux livres et étaient hospitalisés pour trois jours. Un prélèvement de sang était effectué sur chaque enfant pour vérifier les niveaux d'hormone anti-stress (cortisol) quarante-cinq minutes avant le début du massage, et environ une heure après la fin. Les niveaux de cortisol s'abaissaient de façon significative après le massage.

À l'époque où nous avons mené nos études sur les prématurés, nos collègues de la faculté de médecine de Duke University faisaient des recherches comparables sur de jeunes rats [13]. Ils retiraient les jeunes rats à leur mère pour étudier les effets de la privation de toucher. Les chercheurs caressaient les jeunes rats déprimés avec un pinceau, comme leur mère les aurait léchés, pour qu'ils grossissent normalement. Dans plusieurs études, l'équipe de Duke a remarqué que les niveaux d'hormone de croissance chutaient quand les petits étaient retirés à leur mère. On remarquait cet abaissement dans tous les organes, y compris le cœur, le foie et le cerveau, mais les niveaux revenaient à la normale quand on caressait les jeunes avec un pinceau. La découverte récente d'un gène de croissance qui réagit au toucher suggère une forte relation génétique entre le toucher et la croissance.

Cette observation, s'ajoutant aux résultats d'une étude menée en Suède, a suscité certaines hypothèses sur la façon d'expliquer le rapport entre le toucher et le gain de poids [14]. L'étude suédoise a rapporté que la stimulation de la bouche du nouveau-né (et le sein de la mère allaitante) provoquait une montée de la gastrine et de l'insuline, les hormones qui favorisent l'absorption de la nourriture. L'étude suggérait en outre que le massage sur d'autres parties du corps pouvait aussi provoquer une montée de ces hormones. Comme cette montée aurait suffi à elle seule à expliquer le gain de poids, nous avons entrepris de mesurer chaque hormone (glucose et insuline), et trouvé que les enfants massés avaient des niveaux d'insuline plus élevés. L'aspect négatif est que les mères allaitantes (qui ne veulent pas prendre de poids), peuvent aussi en prendre pour la même raison.

Le cas des prématurés exposés in utero *à la cocaïne*

Ces enfants peuvent-ils bénéficier des mêmes effets que les autres d'un massage thérapeutique [15] ? Nous avons utilisé le même type de massage décrit ci-dessus, trois fois par jour, sur une période de dix jours. À la fin du traitement, ces enfants exposés à la cocaïne présentaient moins de complications médicales et étaient moins irritables ; ils avaient une prise de poids quotidienne de 28 % plus élevée que des enfants comparables n'ayant pas été massés, et montraient une activité motrice plus mature. Ces résultats sont très encourageants pour les bébés exposés au crack et à la cocaïne, qui ont de grandes difficultés à prendre pied dans la vie.

Le massage des nouveau-nés exposés au VIH

L'épidémie de sida a amené un nombre croissant de bébés à être exposés au VIH avant la naissance. Pour déterminer si le massage thérapeutique aidait à leur développement mental, moteur et social, nous avons mené une étude où nous avons montré aux mères comment masser leur enfant [16]. Nous avons obtenu une coopération presque totale de la part des mères, une proportion inhabituelle qui tenait peut-être au fait qu'elles se sentaient coupables d'avoir exposé leurs enfants au VIH. Après deux semaines de massage, ces enfants avaient un meilleur gain de poids, de meilleurs scores sur les items sociaux et moteurs d'une échelle de test pour nouveau-nés, et moins de stress que les enfants du groupe témoin.

Masser les femmes enceintes pour prévenir les naissances prématurées

Dans le meilleur des cas, le massage pourrait abaisser le taux de naissances prématurées. Nous avons rapporté dans une publication récente que le massage thérapeutique abaissait les hormones anti-stress et le taux de prématurité [17].

Les enfants handicapés moteur

Dans une étude menée par R. Hansen et G. Ulrey, neuf enfants handicapés ont réalisé des activités comme attraper des objets et les manipuler ; dix enfants handicapés ont exécuté les mêmes gestes et reçu en outre des massages de leur mère [18]. Les mères du groupe combinant activités et massages montraient plus d'attachement à leurs enfants, et les enfants eux-mêmes tiraient bénéfice de mieux réaliser ces activités.

Des mères déprimées massent leurs enfants

Nous apprenons à présent régulièrement aux parents à pratiquer des massages, parce que cela permet aux enfants d'être massés chaque jour gratuitement, et parce que les parents tirent aussi un bénéfice de l'administration de ces massages. Par exemple, nous avons appris à des mères déprimées à masser leurs bébés pour les aider à diminuer leur propre dépression et réduire la détresse et les troubles du sommeil de leurs enfants[19]. Nous avons demandé aux mères d'administrer à leurs enfants un massage d'un quart d'heure par jour, sur une période de deux semaines. Au bout de ces quinze jours, les enfants s'endormaient plus vite, dormaient plus longtemps et étaient moins agités, et les mères jouaient plus volontiers avec eux. L'amélioration du comportement et du sommeil des bébés suggère que le massage thérapeutique peut aider les enfants qui souffrent de pleurs excessifs, ou qui ont du mal à dormir, et nous poursuivons donc des études dans ce sens.

Quand les pères pratiquent le massage thérapeutique

Dans un film que nous avons réalisé pour la télévision australienne, nous avons montré aux pères comment pratiquer le massage des bébés. Le producteur du film jugeait important d'impliquer davantage les pères dans les soins, parce que, disait-il, « les pères australiens passent très peu de temps avec leurs bébés ».

Depuis cette démonstration, une étude a été réalisée sur les pères australiens qui massent leurs bébés[20]. Les pères dont c'était le premier enfant avaient reçu dans le cadre de l'étude un mois de formation en massage des enfants, y compris une technique de massage dans le bain. Lors d'une observation menée à domicile pendant trois mois, les pères se montraient plus investis auprès de

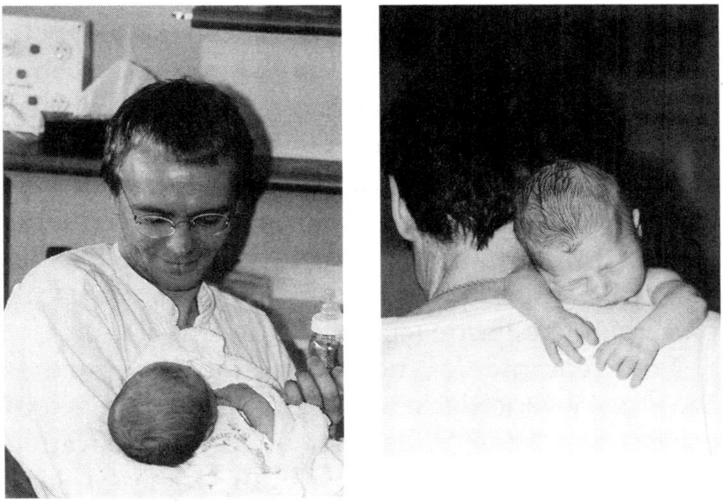

Figure 3. Pères prenant soin de leur bébé.

leurs bébés, et ces derniers accueillaient leur père par un contact visuel plus marqué, plus de sourires, plus de vocalisation et moins de comportements d'évitement (*figure 3*). Nous avons ensuite mené une étude similaire avec un groupe de pères américains dont c'était le premier enfant, et ces pères ont également accru leurs interactions avec leurs enfants après les avoir massés pendant un mois [21].

Des « grands-parents » thérapeutes volontaires

L'un des plus grands obstacles au massage des enfants prématurés est le coût de ces massages. Apprendre le massage à des « grands-parents » volontaires est une façon peu coûteuse d'administrer des massages thérapeutiques. Dans une étude visant à mesurer d'une part les effets thérapeutiques des massages sur les enfants victimes d'abus sexuels et de maltraitance, et d'autre part les bénéfices pour les grands-parents volontaires administrant le massage, nous avons amené ces volontaires dans un foyer pour enfants maltraités [22]. (Ces volontaires n'étaient pas les véritables grands-parents des enfants, mais ils préféraient ce terme à celui d'« anciens ».)

Tout comme les bébés, certaines personnes âgées survivent difficilement parce qu'elles sont privées de contact [23], de sorte que l'administration du massage est une thérapie pour eux aussi. Une étude récente indique que la mauvaise santé et la dépression sont assez courantes chez les personnes âgées (entre 5 et 26 %) [24]. Ces symptômes, comparables à ceux des jeunes gens [25], incluent des problèmes physiques, des sentiments d'impuissance et de dévaluation de soi, des troubles de la mémoire, une humeur négative et un manque de concentration [26]. En outre, il peut y avoir des réveils fréquents la nuit, de hauts niveaux d'hormone anti-stress et des déficiences immunitaires [27]. Cela peut entraîner un manque d'appétit vital, avec une perte d'appétit et de poids, et un mauvais état général. Pour tous ces symptômes de dépression chez les gens âgés, la thérapie par les animaux (posséder et tenir des animaux de compagnie) s'est révélée efficace [28], mais le massage thérapeutique semble l'être plus encore, notamment quand ce sont les personnes âgées qui l'administrent.

Dans notre étude, les grands-parents volontaires rapportaient moins de symptômes dépressifs, une

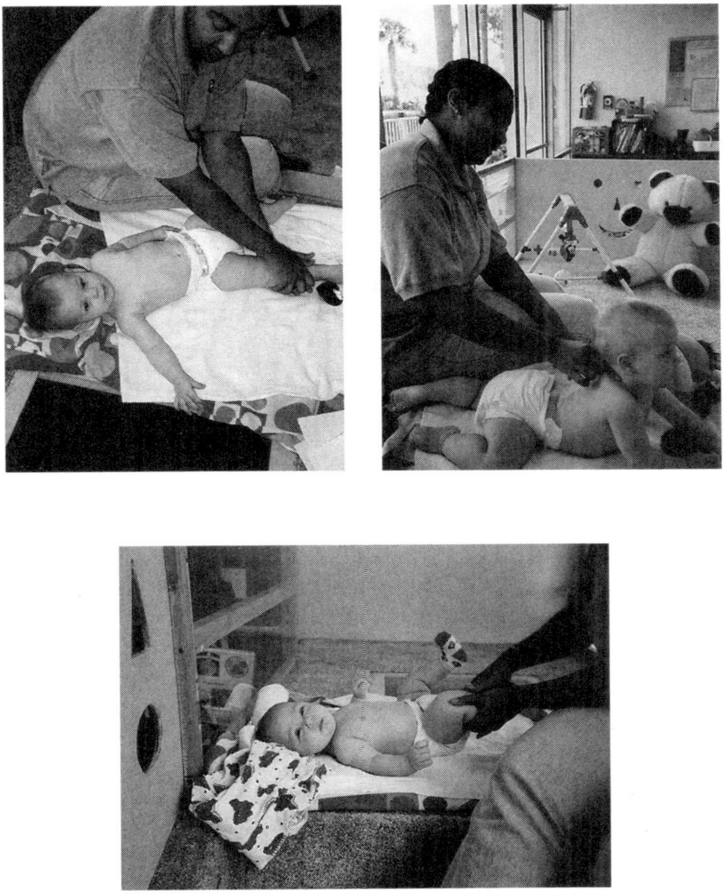

Figure 4. Exemples de techniques de massage de bébés.

amélioration de l'humeur et des niveaux d'anxiété moindres après qu'ils avaient reçu et administré un massage ; en outre, leurs niveaux d'hormones anti-stress s'abaissaient. Au bout d'un mois de cette thérapie, leur style de vie s'est amélioré, avec davantage de contacts sociaux, moins de visites chez le médecin et moins de tasses de café. Ces changements contribuaient aussi sans doute à améliorer leur sommeil et leur estime de soi. De façon assez surprenante, les améliorations étaient plus nettes chez ceux qui avaient administré des massages aux bébés que chez ceux qui avaient reçu eux-mêmes des massages.

Cette étude montre que le massage thérapeutique est non seulement efficace sur les bébés, mais aide aussi les adultes qui les massent. Les massages sont gratuits, et chacun en tire bénéfice.

INSTRUCTIONS POUR MASSER LES BÉBÉS

Les procédures de massage pour les bébés de trois à vingt-quatre mois sont un peu plus complexes et un peu plus intéressantes que la procédure destinée aux nouveau-nés (de la naissance à trois mois) décrite plus haut. Les enfants plus âgés aimant davantage la variété, ce massage a recours à des techniques plus diverses (*figure 4*). Il dure environ quinze minutes.

Placer d'abord l'enfant sur le dos

1. *Visage* : mouvements appuyés d'effleurage des deux côtés du visage.

2. *Jambes* : appliquer de l'huile par des mouvements doux de la hanche jusqu'au pied. Pratiquer de longs mouvements de traction vers la cheville, la main en cuiller autour de la jambe. Tourner les mains en exerçant une pression dans un mouvement d'essorage du pied jusqu'à la hanche. Masser le pied par des mouvements de pression pouce-sur-pouce sur toute la plante du pied. Compresser doucement chaque doigt de pied et conclure par une traction apaisante. Appuyer les pouces sur le bas du pied. Pratiquer de petites pressions circulaires partout sur le haut de la cheville et du pied. Exercer de longs mouvements de traction, les mains entourant la jambe du bébé, en remontant vers le cœur, puis en redescendant vers la cheville. Faire rouler la jambe du bébé entre les mains, du genou à la cheville. Masser par des mouvements longs vers la cheville. Répéter l'opération sur l'autre jambe.

3. *Abdomen* : une main appuyée sur l'autre, appliquer une pression de bas en haut et de haut en bas sur l'abdomen. Masser d'un mouvement circulaire avec les doigts, dans le sens des aiguilles d'une montre, en partant de l'appendice. Presser doucement pour repérer des gaz et les expulser.

4. *Poitrine* : masser les deux côtés de la poitrine avec les doigts en spatule, du centre vers l'extérieur. Utiliser des mouvements croisés, en partant du milieu de la poitrine jusqu'aux épaules incluses. Masser les deux côtés de la poitrine simultanément, en passant le plat de la main de la poitrine jusqu'aux épaules.

5. *Bras* : appliquer l'huile des épaules jusqu'aux mains par des mouvements longs.

Utiliser la même procédure que pour les jambes.

6. *Visage* : masser les deux côtés du visage. Passer les doigts en spatule sur le front. Procéder à un effleurage circulaire des tempes et de l'articulation de la mâchoire. Passer les doigts en spatule sur le nez, les joues, la mâchoire et le menton. Masser légèrement la zone située derrière les oreilles et poursuivre les mouvements circulaires sur le reste du cuir chevelu.

Retourner le bébé sur le ventre

1. *Dos* : appliquer doucement de l'huile par de longs mouvements glissants vers le bas. Déplacer les mains de part et d'autre de la colonne vertébrale pour caresser le dos de l'enfant, y compris les flancs. Une main posée sur l'autre, descendre des épaules jusqu'au fessier, la paume de la main épousant la forme du dos. Masser doucement tout le long du dos jusqu'aux talons. Du bout des doigts, masser d'un mouvement circulaire les muscles longs de part et d'autre de la colonne vertébrale, en descendant jusqu'au fessier. Ne pas passer sur la colonne elle-même. Masser légèrement le cou et les épaules par des mouvements circulaires apaisants.

Ces massages présentent de nombreux avantages, tant pour les bébés massés que pour ceux qui administrent le massage, et devraient être inclus dans la routine quotidienne de tous les bébés et les jeunes enfants.

CHAPITRE VIII

Masser les enfants, les adolescents et les adultes

Les Ayurveda, qui sont les premiers textes médicaux connus de l'Inde (vers 1800 avant J.-C.), placent les massages, avec le régime et l'exercice, parmi les premières pratiques guérisseuses de l'époque. Comme le note Jules Older [1], même le mot anglais « shampooing », qui implique en général un massage de la tête, vient de l'ancien mot hindi *champna*, qui signifie « appuyer ». Au cours de l'histoire, le massage thérapeutique a été utilisé pour de nombreux troubles, des douleurs de l'accouchement à la maladie mentale, pour restaurer le mouvement en cas de membres fracturés ou de muscles froissés, pour les rhumatismes, pour stimuler l'allaitement, pour traiter les maux d'estomac et les troubles du vieillissement.

Le massage améliore la circulation, aide à éliminer les toxines, réduit les œdèmes et apaise le système nerveux périphérique et central. Parmi ses autres usages, on compte le traitement des escarres chez les patients alités, le massage des gencives pour les gingivites et le massage de la prostate dans le traitement des inflammations de cet organe. Les seuls troubles où l'on a trouvé d'éventuelles contre-indications sont l'hygroma (une inflammation des articulations), la cellulite inflammatoire (inflammation des jambes), les inflammations liées aux infections et les veines variqueuses. Certains médecins précisent aussi que le cou peut être une zone dangereuse, mais ces contre-indications sont purement spéculatives et ne s'appuient sur aucune donnée issue de la recherche.

Jules Older commente les usages très exotiques du massage dans différentes cultures. Il note qu'en Nouvelle-Zélande, les mères Maoris massent le nez de leurs enfants pour en modifier la forme, et leur massent les jambes pour les allonger et les fortifier [2]. À Cuba, on applique un massage d'ail et d'huile sur l'abdomen après « un repas bloqué dans l'estomac [qui] provoque des douleurs et de la fièvre ». Aux îles Samoa, on a recours aux massages pour des troubles très divers, de la migraine à la diarrhée. On utilise comme huile de massage une mixture de lait de coco, de fleurs, d'herbes et de racines [3].

Dans le domaine du toucher, c'est le massage thérapeutique qui a été le plus étudié et appliqué. Cela tient sans doute au fait qu'il s'agit d'une des thérapies du toucher les plus populaires, s'appliquant à beaucoup plus de troubles que la chiropraxie par exemple, qui se concentre essentiellement sur le dos. En outre, les gens en bonne santé sont plus susceptibles de l'utiliser comme une mesure préventive pour réduire le stress. Enfin, c'est l'une des plus anciennes thérapies du toucher. De tous, c'est le massage suédois qui est le plus appliqué, sans doute parce que c'est l'un des plus faciles à administrer.

La communauté médicale accepte peu à peu ces formes de thérapie. Bien que les thérapies du toucher aient été le fondement de la médecine occidentale à l'époque d'Hippocrate (400 avant J.-C.), elles ont été remplacées par les médicaments après l'avènement des traitements pharmaceutiques dans les années 1940. Jusqu'au début des années 1950, la plupart des patients hospitalisés recevaient quotidiennement un massage – ou du moins une friction du dos. Ensuite, les massages ont malheureusement été assimilés aux massages sexuels et non plus à des thérapies hospitalières. Depuis quelques années, toutefois, grâce à de nouvelles données sur les effets positifs du massage thérapeutique, celui-ci a connu un regain de popularité, tant comme profession que comme thérapie légitime. Les médecins commencent à prescrire des massages pour des troubles aussi douloureux que l'arthrite, les lombalgies et les migraines *avant* de prescrire des médicaments ou une opération, pour déterminer si une thérapie moins invasive et dépourvue d'effets secondaires ne peut pas soulager un trouble précis.

Dans ce domaine, les États-Unis sont en retard, puisqu'il n'existe pas encore d'assurance sociale couvrant les massages, comme c'est le cas en Grande-Bretagne ou en Allemagne par exemple. Cela tient notamment au fait qu'en dépit de l'existence de nombreuses études sur les bénéfices du massage pour les bébés et les enfants, l'essentiel de l'information sur les adultes vient d'études de cas anecdotiques. Dans ces études, les effets du massage ont pu être considérés comme de simples effets placebo, dans la mesure où les patients recevaient davantage d'attention, et où les adultes ont certaines attentes par rapport à un traitement. Les études de ce type ne sont pas acceptées dans la communauté scientifique et médicale orthodoxe en l'absence d'un groupe de massage témoin (qui ne recevrait pas de massage profond, par exemple), un groupe témoin sur l'attention (recevant de l'attention mais pas de massage), ou un groupe témoin visant à comparer des traitements (recevant un autre type de thérapie, la relaxation par exemple). On trouvera ci-dessous de brefs résumés d'études sur les effets du massage thérapeutique pratiqué sur des enfants et des adultes dans des études ayant chaque fois impliqué des groupes témoins.

Améliorer la vigilance

RENFORCER LE MODÈLE EEG DE VIGILANCE

Dans cette étude sur le stress du travail, le personnel d'une faculté de médecine a été massé dans les bureaux, sur des chaises de massage, pendant quinze minutes par jour à l'heure de la pause-déjeuner[4]. Ces sessions de massage, qui n'ont duré qu'un mois, impliquaient un massage profond du dos, des épaules, du cou et de la tête.

Alors que nous pensions que les gens risquaient d'être encore plus assoupis que d'habitude après un massage à midi, ils rapportèrent au contraire qu'ils étaient plus alertes et plus vigilants. Cela nous a poussés à enregistrer leur électroencéphalogramme (EEG) avant, pendant et après la session de massage.

Normalement, lorsque l'on s'apprête à s'endormir, les niveaux alpha s'élèvent, mais dans ce cas ils tendaient à s'abaisser. Cette baisse, combinée à une montée des ondes théta et une chute des ondes beta, suggérait un modèle de vigilance accrue. Nous avons ensuite demandé à ces participants d'effectuer des calculs mathématiques pour déterminer si cette vigilance accrue se traduisait en performances. Le temps qu'il leur fallut pour accomplir ces calculs était significativement réduit, et les calculs étaient plus précis après la séance, suggérant que ce massage de quinze minutes avait en fait renforcé leur vigilance et leurs performances cognitives.

Tout le monde devrait dire à son patron combien un massage peut contribuer à réduire le stress et améliorer les performances au travail, de sorte que la pause-massage devienne aussi ordinaire que la pause-café.

AUTISME

Les enfants souffrant d'autisme sont souvent décrits comme extrêmement sensibles à tout contact physique ; en général, ils détestent être touchés. Toutefois, nous avons remarqué qu'ils

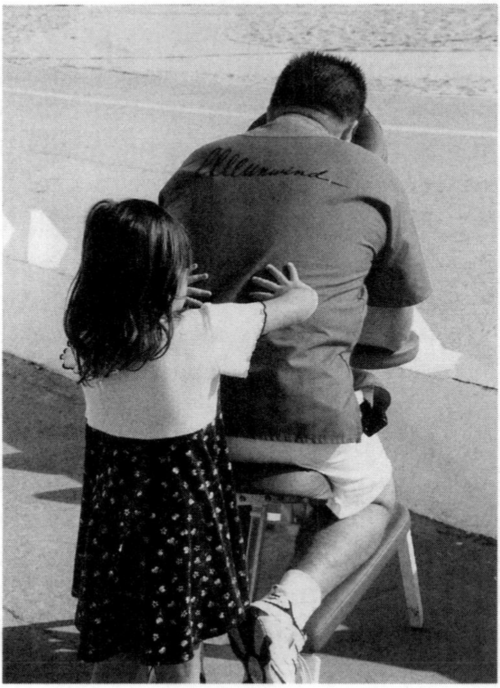

Figure 1. Un enfant massant son ami thérapeute sur une chaise de massage.

aiment être massés, peut-être parce que contrairement au toucher ordinaire dans les situations sociales, le massage est prévisible. Dans notre première étude, portant sur des enfants autistes d'âge préscolaire, nous avons pu constater une réduction de leur comportement perturbateur en classe et une amélioration de leur capacité à interagir avec leurs professeurs au bout de dix jours de massage [5]. Dans notre seconde étude, nous avons invité les parents à masser leurs enfants autistes chaque soir [6]. Les enfants en tiraient les mêmes bénéfices que dans l'étude précédente, mais en plus ils dormaient mieux. Masser et administrer des frictions du dos est une thérapie facile à apprendre pour les enseignants et les parents, et elle devrait aussi leur procurer du bien-être, parce que les enfants autistes n'aimant pas être touchés, les adultes frustrés ont souvent le sentiment que leur affection est rejetée. Le massage est donc un moyen pour les adultes de partager un toucher affectueux avec ces enfants, et nous devrions encourager son usage lorsque nous cherchons à communiquer avec eux (*figure 1*).

HYPERACTIVITÉ ET DÉFICIT DE L'ATTENTION

Dans une étude comparable, des adolescents souffrant de ce trouble ont bénéficié d'une séance de massage ou de relaxation (le groupe témoin) trente minutes par jour pendant dix jours scolaires consécutifs [7]. Les membres du groupe de massage se sont auto-évalués comme « plus heureux » que le groupe de relaxation, et les observateurs les ont évalués comme moins agités après les séances. Au bout des deux semaines de massage, les enseignants (qui ne savaient pas quels enfants étaient en thérapie) rapportèrent que les élèves qui se trouvaient être les élèves massés passaient davantage de temps à leur travail et avaient des scores plus faibles sur l'échelle de l'hyperactivité/troubles du comportement.

Soulager la dépression et l'anxiété

ENFANTS MALTRAITÉS ET NÉGLIGÉS

La dépression et l'anxiété sont de gros problèmes pour les enfants maltraités et négligés. Dans l'une de nos études, le personnel et les volontaires d'un refuge ont administré chaque jour pendant un mois un massage de quinze minutes à un groupe d'enfants sexuellement et physiquement abusés [8]. Ce groupe a été comparé à un autre, qui écoutait les histoires racontées part le docteur Seuss. Au bout d'un mois de massages, les enfants dormaient plus longtemps, étaient plus alertes et moins déprimés. Les soignants rapportèrent aussi qu'ils étaient plus actifs et plus sociables. Le groupe à qui on lisait des histoires ne montrait pas de telles améliorations.

STRESS POST-TRAUMATIQUE

Beaucoup d'enfants ont connu des symptômes de stress post-traumatique à la suite de l'ouragan Andrew, qui a dévasté la région de Miami en 1995 [9]. Un groupe de ces enfants a reçu des massages deux fois par semaine pendant un mois. Une comparaison entre le groupe de massage et un groupe témoin qui regardait une vidéo relaxante a montré que les symptômes de ce trouble et la dépression avaient régressé dans le groupe de massage, mais pas dans le groupe regardant la vidéo. L'anxiété était également moins forte dans le groupe de massage, tout comme les problèmes qu'ils exprimaient par le dessin. Le premier jour des massages, par exemple, une petite fille s'était représentée dans son dessin sous la forme d'un personnage minuscule, sombre, et sans traits du visage. Le dernier jour des massages, elle dessina en revanche une fête d'anniversaire avec des ballons, un soleil brillant, des oiseaux et des amis. Ces résultats gratifiants suggèrent que les thérapeutes ne devraient pas seulement masser les adultes et les chiens d'avalanche, comme ils l'ont fait après l'ouragan, mais aussi les enfants. Dans des périodes aussi stressantes, les enfants peuvent recevoir moins de marques d'affection physique de leurs parents et de leurs enseignants qu'à l'ordinaire ; il semble que les massages contribuent à évacuer ce problème.

ENFANTS ET ADOLESCENTS EN HÔPITAL PSYCHIATRIQUE

Ces patients sont en général extrêmement déprimés et très anxieux, ce qui constitue un obstacle supplémentaire à leur traitement. Dans une étude sur des enfants et des adolescents déprimés hospitalisés, nous avons administré des massages du dos pendant une semaine, tandis qu'un groupe témoin regardait des vidéos relaxantes [10]. Au bout d'une semaine, les enfants et les adolescents massés étaient moins déprimés et moins anxieux, ils avaient des niveaux plus bas d'hormones anti-stress (niveaux de cortisol salivaire et urinaire, niveau de norépinéphrine). Les vidéos réalisées au cours de leur sommeil révélaient des modèles de sommeil plus organisés. En outre, le dernier jour de l'étude, les infirmières de l'unité ont évalué le groupe de massage comme moins anxieux et plus coopératif que le groupe témoin.

BOULIMIE ET ANOREXIE CHEZ LES JEUNES FILLES

Les adolescentes boulimiques souffrent aussi d'une dépression sévère (qui peut en fait être à l'origine de leur problème de boulimie). Au bout d'un mois de massages, elles avaient moins de symptômes de dépression, moins d'anxiété, et moins d'hormones anti-stress (niveau de cortisol urinaire) [11]. Leurs habitudes alimentaires s'étaient aussi rapidement améliorées et elles avaient une image corporelle moins déformée.

FATIGUE CHRONIQUE

Bien que certains médecins aient récemment émis l'hypothèse que la fatigue chronique peut être une maladie immunitaire, les gens souffrant d'un syndrôme de fatigue chronique tendent aussi à avoir des scores élevés sur les échelles mesurant la dépression. Dans une étude récente, nous avons comparé des personnes souffrant de fatigue chronique qui recevaient des massages thérapeutiques avec d'autres qui ne recevaient que des stimulations électriques transcutanées simulées, soit un placebo [12]. Contrairement au groupe recevant le placebo, aussitôt après l'administration du massage, le premier et le dernier jour de l'étude, le groupe de massage avait des scores de dépression et d'anxiété plus bas, et moins d'hormones anti-stress (niveau de cortisol dans la salive). Les effets à plus long terme (dernier jour comparé au premier jour) montraient que le groupe de massage avait aussi moins de symptômes de détresse physique, moins de dépression, de plus bas niveaux d'hormones anti-stress (cortisol urinaire), davantage d'heures de sommeil et des niveaux de dopamine urinaire plus élevés (la dopamine a généralement un effet antidépresseur) que le groupe témoin.

DÉPENDANCE À L'ALCOOL OU AUX DROGUES

Il ne fait pas de doute que les gens dépendants ont un problème de dépression et d'anxiété. Paradoxalement, alors que la dépendance est souvent due aux moyens employés pour tenter de soulager les effets de la dépression, l'usage d'alcool et de drogues finit typiquement par aggraver la dépression. Du fait de la difficulté à trouver un groupe ou un traitement témoin, nous n'avons pas pu encore essayer le massage thérapeutique pour le traitement de la dépendance, mais un autre groupe de recherche a réalisé une étude consistant à administrer des massages aux toxicomanes comme à leurs thérapeutes, ainsi qu'aux convalescents après le traitement [13]. Bien que cette étude n'ait pas eu non plus de groupe témoin, on a noté plusieurs bénéfices, notamment une relaxation plus profonde, moins de dépression, une meilleure acceptation de soi et un sevrage plus rapide.

Nous avons mené avec le même succès une étude d'auto-massage auprès des fumeurs [14], en apprenant aux femmes à se masser le lobe des oreilles et aux hommes à se masser les mains (ils trouvaient gênant de se masser les oreilles). Nous leur avons donné pour instruction d'avoir recours à ce massage chaque fois qu'ils ressentaient le besoin d'une cigarette, faisant ainsi baisser leur nombre de cigarettes quotidiennes. Il faut noter que 27 % des sujets ont complètement cessé de fumer.

GRANDS-PARENTS VOLONTAIRES MASSANT LES BÉBÉS

Les gens âgés souffrent aussi de dépression, ce qui peut tenir en partie à la privation de contact physique. Lorsque nous avons eu recours à des grands-parents volontaires pour masser de jeunes enfants victimes de sévices [15], nous avons été surpris de voir combien les grands-parents eux-mêmes tiraient bénéfice du fait d'administrer ces massages. Après qu'ils avaient massé des bébés pendant un mois, leur dépression avait diminué, leur image de soi s'était améliorée et leur niveau de cortisol avait chuté. Nous avons alors comparé ces grands-parents volontaires à ceux qui recevaient eux-mêmes des massages. Ils ont d'abord massé les bébés pendant un mois, puis ont reçu des massages pendant un mois.

Comme on l'a vu aux chapitres II et VII, ces grands-parents volontaires tiraient plus de bénéfice d'administrer les massages que d'en recevoir. Leur état émotionnel et leur image d'eux-mêmes s'amélioraient, tout comme leurs habitudes quotidiennes : ils buvaient moins de café, téléphonaient plus souvent à leurs amis et rendaient moins souvent visite au médecin. Ils préféraient administrer les massages notamment parce qu'ils trouvaient embarrassant d'être touchés. Ils disaient qu'ils n'avaient jamais été touchés de la façon dont ils l'étaient au cours du massage. En outre, ils se sentaient plus utiles et plus valorisés en administrant les massages parce qu'ils pouvaient ainsi aider les enfants.

LUTTER CONTRE LA DÉPRESSION

Dans toutes les études citées plus haut, les niveaux de dépression et d'anxiété ont baissé, et les hormones anti-stress (norépinéphrine, épinéphrine, cortisol) ont chuté. Cela peut s'expliquer par le décalage des ondes cérébrales que nous avons noté au cours de nos études, l'électroencéphalogramme montrant un décalage de l'activité frontale droite (caractérisant les gens déprimés) vers l'activité frontale gauche (caractérisant les gens heureux) à la suite d'un massage. Ces décalages s'accompagnaient d'une montée de l'humeur positive. Dans notre étude sur les mères adolescentes déprimées et leurs bébés, nous avons vu leur activité EEG frontale droite se décaler en direction de l'activité EEG frontale gauche à la suite d'un massage de vingt minutes [16]. Ces modifications électro-physiologiques (d'un EEG négatif à positif) et les modifications chimiques afférentes (chute des hormones anti-stress) sont peut-être le fondement physiologique de l'abaissement de la dépression noté à la suite d'une série de massages thérapeutiques. En outre, les neurotransmetteurs bénéfiques, la sérotonine et la dopamine, qui montent l'un et l'autre avec les antidépresseurs, augmentaient aussi à la suite des massages, ce qui ne fait que confirmer ces résultats.

Réduire la douleur aiguë

PENDANT L'ACCOUCHEMENT

Dans de nombreux pays comme l'Inde, les femmes enceintes sont massées plusieurs fois par jour, ce qui a pour effet de les relaxer et d'abaisser leur niveau d'anxiété. Cette thérapie est bénéfique pour les femmes et pour leur fœtus. Dans nos instituts de recherche sur le toucher, nous avons appris aux partenaires des femmes à les masser pendant la grossesse et l'accouchement [17]. Les échographies réalisées au cours des massages révèlent des réactions de bien-être de la part du fœtus. La plupart semblent aimer le massage, comme l'indiquent à l'échographie leurs « sourires » (relaxation du visage). Lorsque nous avons codé les mouvements des fœtus après les massages, nous avons constaté que leur niveau d'activité se normalisait – à en juger par les images, ils n'étaient ni trop actifs ni amorphes. Cela peut être lié à la réduction de l'anxiété et de la dépression induite chez la mère par la pratique des massages. En outre, nous avons trouvé que le travail était moins long pour ces mères que pour celles qui pratiquaient uniquement des exercices respiratoires (groupe témoin), et que le besoin de médicaments ou de césariennes était moindre, ce qui réduisait de façon significative les coûts hospitaliers. Enfin, un examen a révélé que les nouveau-nés dont la mère avait été massée avaient de meilleures performances dans les comportements d'autoconsolation et de réaction aux visages que le groupe témoin. Un important effet secondaire était que l'anxiété des partenaires participant au travail se trouvait également réduite par la simple administration de massages. Certaines femmes de cette étude qui étaient allergiques aux médicaments se virent même prescrire des massages comme une médication de choix contre la douleur. Cette thérapie ayant de nombreux bénéfices et pratiquement aucun coût, elle devrait être adoptée par toutes les maternités.

AVANT LA CORRECTION DES BRIDES POUR LES GRANDS BRÛLÉS

La correction des brides (brossage de la peau) à la suite de graves brûlures est parmi les procédures médicales les plus douloureuses que l'on connaisse. L'anxiété qui la précède est généralement forte, mais le massage peut réduire cette anxiété et indirectement soulager la douleur au cours de la procédure (*figure 2*). Après une série de massages de trente minutes administrés au cours des cinq jours précédant la procédure de correction des brides, on a trouvé chez les patients brûlés moins d'anxiété et une chute associée des hormones anti-stress[18]. La douleur était aussi significativement réduite sur les cinq jours de l'étude, tout comme la dépression, du fait sans doute de la diminution de la douleur. Une seconde

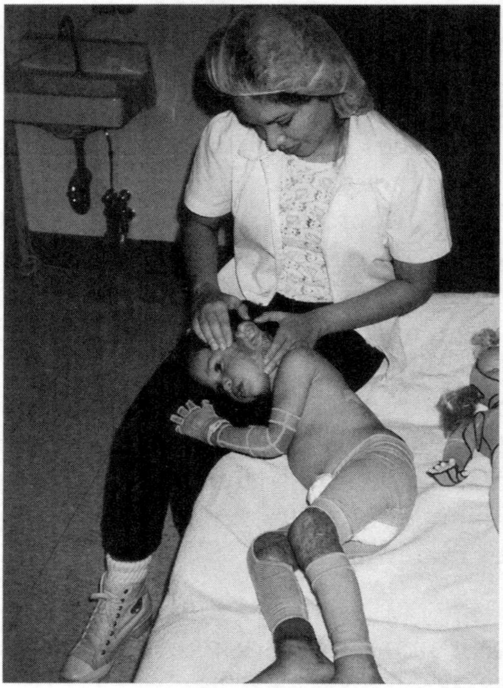

Figure 2. Enfant brûlé massé par sa mère sur les sections du corps non atteintes.

étude portant sur des enfants a donné des résultats comparables [19]. Au cours d'une troisième étude, nous avons massé des brûlés en phase de convalescence, qui souffraient donc de douleurs résiduelles, mais aussi de fortes démangeaisons. Nous avons trouvé qu'un massage régulier des cicatrices avec du beurre de cacao contribuait à soulager la douleur et les démangeaisons [20].

DOULEUR POST-OPÉRATOIRE

Les chirurgiens doivent avoir conscience de l'utilité des massages pour les patients qui récupèrent d'une opération. Dans une étude sur la douleur post-opératoire portant sur 116 patients qui avaient subi une chirurgie thoracique[21], les patients évaluaient leur douleur avant et après le massage en l'indiquant sur une échelle entre 1 et 10. Après avoir été massés, leur niveau de douleur s'abaissa de façon significative. Malheureusement, comme dans beaucoup d'autres études de ce type, il n'y avait pas de groupe témoin, de sorte que l'opinion médicale orthodoxe attribuerait cet abaissement de la douleur au simple fait que le patient recevait davantage d'attention. Toutefois, ceux d'entre nous qui ont travailllé dans ce domaine ont un tout autre point de vue.

Réduire la douleur chronique

POLYARTHRITE JUVÉNILE

Les enfants atteints de ce trouble souffrent de douleurs chroniques parce que les anti-inflammatoires qu'on leur administre ne sont que partiellement efficaces, et que l'on évite de prescrire d'autres médicaments comme les narcotiques du fait des risques de dépendance qu'ils impliquent. On explore donc actuellement d'autres thérapies contre la douleur, telles que les massages. Dans une étude sur un mois au cours de laquelle les parents administraient des massages quotidiens à leurs enfants, nous avons pu noter plusieurs effets bénéfiques[22]. Le groupe des enfants massés (par rapport à un groupe témoin ayant pratiqué une relaxation musculaire progressive) avait des niveaux moindres d'anxiété et de stress (cortisol) après la première et la dernière session, et moins de douleurs sur une durée d'un mois. Une explication possible est que les terminaisons nerveuses sensibles à la pression qui sont stimulées au cours d'un massage transmettent leur message au cerveau plus rapidement parce que ce sont des fibres plus longues ; ensuite, le portail est fermé au signal de douleur, qui est transmis le long de fibres nerveuses plus courtes[23]. Une autre possibilité est une production accrue de sérotonine. Une augmentation modérée du niveau de sérotonine a été rapportée à la suite de séries de massages dans d'autres tableaux cliniques ; il peut se produire la même chose chez ces enfants[24].

FIBROMYALGIE

Dans une étude sur la fibromyalgie, les gens souffrant de ce syndrome ont été assignés au hasard à un groupe de massage, à un groupe de stimulation électrique transcutanée (TENS), ou à un groupe censé recevoir la même stimulation alors que la machine était débranchée, c'est-à-dire un placebo. (La stimulation électrique transcutanée est un léger courant électrique transmis par une fine tige de métal, que l'on enroule autour des parties du corps qui sont massées dans l'autre groupe.) Le traitement consistait en sessions de trente minutes deux fois par semaine pendant cinq semaines[25]. Le groupe de massage (contrairement au groupe TENS et au groupe placebo) rapportait des niveaux plus bas d'anxiété et de dépression, et son niveau d'hormones anti-stress avait chuté aussitôt après les séances, le premier et le dernier jour de l'étude. Le groupe TENS montrait des changements similaires, mais seulement le dernier jour de l'étude. Le groupe de massage thérapeutique rapportait en outre moins de douleurs, moins de rigidité et de fatigue, et une amélioration du sommeil.

CÉPHALÉES

Vingt et une femmes souffrant de maux de tête chroniques (céphalées de tension) ont reçu dix séances de massage de la partie supérieure du corps (à l'exclusion de la tête) consistant en techniques de compression en profondeur, qui venaient s'ajouter à une série de techniques plus douces utilisées en début de séance[26]. Les points clés (où les muscles étaient noués) étaient massés avec prudence mais fermeté. À la fin de l'étude, la gamme de mouvements du cou s'était élargie, et le nombre de jours sans céphalées avait augmenté. Les patientes étaient également moins déprimées à la suite du traitement. Là encore, cette étude n'avait pas de groupe témoin, mais notre étude précédente sur les migraines avait déjà montré que le groupe massé avait significativement moins de migraines que le groupe témoin de relaxation[27]. Cette étude sur la migraine avait eu un point de départ fort inattendu. Un chirurgien de la faculté de médecine de l'Université du Maryland avait sectionné par erreur un tendon à la base du crâne d'un patient, après quoi ses migraines avaient miraculeusement disparu. Nous avons donc centré notre étude sur le massage des patients migraineux sur la zone entourant ce tendon et obtenu des résultats très satisfaisants, notamment un accroissement significatif du niveau de sérotonine et du nombre de jours sans migraines.

DOULEURS LOMBAIRES

Dans une autre étude sur la douleur chronique menée par nos instituts de recherche sur le toucher, nous avons appliqué la thérapie par le massage à un groupe souffrant de douleurs lombaires[28]. À la fin de l'étude, les douleurs lombaires du groupe de massage s'étaient réduites. Les patients montraient une amélioration sur toute une gamme de mouvements et avaient en outre des niveaux plus élevés de sérotonine et de dopamine.

DOULEURS CANCÉREUSES

Cette étude, menée par un autre groupe, visait à comparer différentes procédures pour traiter les douleurs du cancer, dont la distraction, la relaxation et le massage[29]. Toutes ces pratiques se sont révélées efficaces dans la gestion de la douleur, la capacité à diminuer la douleur, et sur l'intensité de la douleur mesurée avant et après les thérapies. Toutefois, le massage thérapeutique se révélait le plus efficace.

DOULEURS GÉNÉRALISÉES

Le massage thérapeutique est en général administré par une autre personne, mais dans cette étude, on a eu recours à un appareil appelé Dermapoints Massageroller, conçu pour l'auto-stimulation[30]. Il s'agit d'une tige d'acier que l'on tient à la main, terminée par des roues portant de petits triangles d'acier que l'on fait rouler sur la peau. Le Massageroller augmente la température de la peau (ce qui indique une circulation sanguine renforcée) et abaisse la tension musculaire.

Dans une autre étude, un thérapeute a procédé à un massage du tissu connectif pour soulager la douleur[31]. Les beta-endorphines (neurotransmetteurs associés au soulagement de la douleur) ont été mesurés dans le sang des douze volontaires avant et après une séance de massage d'une demi-heure. Après le massage, on a pu constater une montée modérée des niveaux de beta-endorphine durant environ une heure, liée au soulagement de la douleur et au sentiment de bien-être après le traitement.

Deux théories qui expliquent le mode d'action de ces thérapies

LA THÉORIE DU PORTAIL

Le soulagement de la douleur a été le plus souvent attribué à la théorie du portail[32]. Cette théorie, déjà discutée dans la section sur la polyarthrite juvénile et au chapitre V, propose que la pression ou le froid peuvent soulager la douleur parce que les fibres nerveuses de la peau qui identifient la douleur sont plus courtes et moins isolées que les fibres nerveuses qui captent la pression et le froid. Le cerveau reçoit les stimuli de la pression ou du froid avant le signal de la douleur et ferme en somme la porte à toute stimulation supplémentaire, de sorte que le cerveau ne reçoit jamais le signal de douleur.

DÉFICITS DE SOMMEIL

Une autre théorie sur le soulagement de la douleur par le massage concerne les effets de la privation de sommeil et de la restauration de celui-ci. Au cours d'un sommeil calme, le cerveau libère l'hormone de croissance. En cas d'insuffisance de sommeil profond, ce composant est absent et l'on ressent de la douleur. En outre, le cerveau libère alors un autre composant appelé substance P, connu pour provoquer de la douleur. Le sommeil profond sert donc à la fois à libérer l'hormone de croissance et éviter la libération de la substance P. L'une des théories avancées pour expliquer la douleur associée par exemple au syndrome de fibromyalgie est une libération de la substance P associée à une insuffisance de sommeil profond. Il est intéressant de noter que les patients de l'étude sur la fibromyalgie qui avaient reçu des massages avaient un sommeil plus calme et plus profond, et ressentaient moins de douleurs à la fin de la période de traitement [33].

Réduire les problèmes neuromusculaires

SYNDROME DE DOWN

Dans une étude récente, nous avons trouvé que les enfants atteints de syndrome de Down avaient un meilleur fonctionnement moteur et une meilleure tonicité musculaire à la suite d'une série de massages[34]. En outre, cette meilleure tonicité leur permettait de meilleures performances sur des échelles d'évaluation motrice générales et plus fines.

PALSIE CÉRÉBRALE

Dans cette étude, nous avons cherché à réduire les mouvements spastiques des enfants, de sorte qu'ils puissent avoir un meilleur contrôle de leurs activités motrices[35]. Au bout d'un mois de massages, ils étaient moins spastiques et leur hypertonicité avait baissé. En outre, leurs performances dans les évaluations motrices s'étaient améliorées.

SCLÉROSE EN PLAQUES

Au bout d'un mois de massages administrés pendant trente minutes deux fois par semaine, les femmes atteintes de sclérose en plaques montraient une meilleure activité fonctionnelle et une amélioration marginale de leur capacité à se mouvoir, ce qui avait sans doute un retentissement sur leur dépression[36]. En outre, la force de préhension de leurs poignets avait augmenté, ce qui contribuait sans doute à une amélioration de leurs activités quotidiennes.

ATTEINTES DE LA MOELLE ÉPINIÈRE

Le massage a eu également des effets positifs sur un groupe d'adultes souffrant d'atteintes de la moelle épinière[37]. À la suite de cinq semaines de massages administrés deux fois par semaine, leur activité fonctionnelle s'est améliorée, ainsi que leur gamme de mouvements des poignets et des coudes.

Maladies auto-immunes

L'ASTHME CHEZ LES ENFANTS

L'asthme est considéré comme un trouble auto-immune dans lequel le corps combat son propre système immunitaire. On estime que l'attente de crises d'asthme rend les enfants très anxieux, et cette anxiété à son tour renforce les risques de crise. Nos études sur d'autres maladies ayant montré que le niveau d'anxiété était plus bas après une série de massages, nous avons tenté cette thérapie sur des enfants asthmatiques. Ils ont reçu chaque jour de leurs parents des massages de vingt minutes à l'heure du coucher sur une période d'un mois[38]. Aussitôt après les massages, l'anxiété des parents était moindre, les niveaux d'anxiété rapportés par les enfants eux-mêmes étaient plus bas, leur humeur s'améliorait, et leur niveau d'hormones anti-stress (cortisol) baissait. Plus important encore, sur la période d'un mois, les enfants avaient significativement moins de crises d'asthme et montraient une amélioration de la fonction pulmonaire, notamment du débitmètre de pointe, ou peak airflow, procédure visant à mesurer l'efficacité du sujet à remplir et vider ses poumons.

LE DIABÈTE DE L'ENFANT

Le diabète juvénile (de type I) est aussi une maladie auto-immune. Dans ce cas, le pancréas ne produit pas naturellement assez d'insuline pour conserver la glycémie (le taux de glucose) à un niveau normal. Comme l'asthme, c'est une maladie stressante pour les enfants et pour les parents, parce que l'implication des parents dans le traitement de leurs enfants a beaucoup d'aspects négatifs : surveiller la compliance des enfants au régime, leur faire des prises de sang et leur administrer des piqûres d'insuline sont des tâches stressantes et désagréables. Nous espérions qu'en donnant aux parents un rôle plus positif dans le traitement de leurs enfants par l'administration de massages quotidiens à l'heure du coucher, nous pouvions améliorer cette expérience[39], et nous avions raison. L'anxiété et l'humeur dépressive des parents comme des enfants avaient tendance à s'améliorer aussitôt après les séances de massage. À la fin de l'étude, menée sur une période d'un mois, les parents ont rapporté que les scores d'insuline et de régulation alimentaire de leurs enfants s'étaient améliorés, et que leur glycémie était retombée à un niveau normal (entre 158 et 118).

LA DERMATITE CHEZ LES ENFANTS

Les enfants souffrant d'eczéma sont souvent déprimés par leur maladie. Le fait de recevoir un massage de leurs parents au moment de l'application des crèmes a amélioré leur état, réduisant les rougeurs, la desquamation et les démangeaisons [40].

Troubles de l'immunité

SUJETS EN BONNE SANTÉ

Au cours d'une étude sur l'immunité, cinquante étudiants en bonne santé ont été assignés à différents groupes utilisant diverses méthodes de relaxation – rester allongé en silence les yeux fermés, massages, relaxation musculaire progressive (bander et relaxer les muscles séquentiellement sur tout le corps), imagerie visuelle, ou un groupe témoin [41]. Les réponses immunitaires (immoglobuline A) et les niveaux d'hormones anti-stress (cortisol) étaient mesurés sur des échantillons de salive prélevés avant et après les séances, d'une durée de vingt minutes. C'est chez les étudiants du groupe de massage que l'on a constaté la montée la plus marquée des concentrations d'immoglobulines salivaires, devant le groupe de relaxation musculaire et d'imagerie visuelle. Ceci montre que les massages sont très bénéfiques pour le système immunitaire.

CANCER

Une étude pilote a été menée en vue d'explorer les effets d'un massage léger du dos sur le bien-être des femmes traitées aux rayons pour un cancer du sein[42]. Dans cette étude, les femmes étaient leurs propres témoins, mesurant elles-mêmes les effets du massage. Elles rapportaient moins de détresse, moins d'anxiété, davantage de vitalité, moins de tension et de fatigue.

Dans une autre étude plus récente, nous avons pu montrer un accroissement des cellules tueuses naturelles au bout d'un mois de massages[43]. Cela a sans doute contribué à une progression plus lente de la maladie, dans la mesure où ces cellules, les lymphocytes T, éliminent les cellules cancéreuses.

Une autre étude encore s'est intéressée à la formation de cicatrices à la suite d'une chirurgie pour le cancer du sein (qui peut modifier le contour normal du sein) et a trouvé que masser fréquemment la cicatrice limitait la formation de tissu cicatriciel[44]. Malheureusement, la plupart des États n'autorisant personne, à part un obstétricien ou un gynécologue, à toucher les seins des femmes, cette étude peut être difficile à répliquer. Après une chirurgie du sein, beaucoup de femmes n'ont pas envie de se masser elles-mêmes ni d'être massées par leur partenaire, et la combinaison de ces facteurs accentue la difficulté à évaluer les effets du massage sur la réduction du tissu cicatriciel sur le sein.

ADULTES ET ADOLESCENTS SÉROPOSITIFS AU VIH

Dans une étude menée sur des adultes séropositifs, on a constaté une augmentation du nombre des lymphocytes T au bout de vingt jours de massage [45]. Vingt-neuf homosexuels masculins (vingt séropositifs, neuf séronégatifs) ont été massés pendant un mois, puis n'ont pas été massés le mois suivant. Les comparaisons établies entre ces deux mois ont montré que le nombre de lymphocytes T avait augmenté au cours du mois de massage, mais qu'il n'y avait pas eu d'augmentation des T4, cellules qui sont normalement tuées par le VIH, sans doute parce que les hommes séropositifs étaient déjà gravement immuno-déprimés. Les hormones anti-stress (cortisol) avaient également chuté. Nous savons que les hormones anti-stress tuent les cellules immuno-compétentes, y compris les lymphocytes, de sorte que l'augmentation de ceux-ci à la suite des massages était sans doute liée à la baisse des hormones anti-stress. Les cellules tueuses étant en première ligne de défense du système immunitaire, combattant la croissance et la prolifération des cellules virales et cancéreuses, les patients VIH qui recevaient des massages ont pu connaître moins d'infections comme la pneumonie et d'autres virus qui leur sont souvent fatals. Dans une étude subséquente sur des adolescents séropositifs, moins déprimés sur le plan immunitaire, nous avons pu montrer une augmentation des cellules T4 [46], suggérant que les massages contribuaient à un ralentissement du processus morbide lui-même.

Chacun de ces troubles semble avoir bénéficié de ces traitements par le massage. Des changements spécifiques, tels qu'une amélioration du volume expiratoire moyen par seconde (VEMS), ou une glycémie plus basse dans le diabète, ont été observés dans chaque étude. On a constaté en outre des résultats communs à la plupart des études, notamment un abaissement de l'anxiété, de la dépression, et des hormones anti-stress (cortisol). Il semble que l'excitabilité physiologique et les hormones anti-stress aient été abaissées par la stimulation fournie par la pression associée au massage. La chute des hormones anti-stress entraîne un renforcement de la fonction immunitaire, parce que le cortisol tue les cellules immuno-compétentes. Nous avons ainsi compris l'importance du massage profond. L'effleurage est en général mal supporté parce qu'il est ressenti comme un chatouillement.

Bien que d'autres résultats aient été limités à des études spécifiques parce que c'étaient les seules études à les mesurer – par exemple notre étude sur le renforcement de la vigilance et de la performance mathématique, ou sur le modèle EEG de vigilance accrue – nous pouvons suggérer sans crainte que tous les patients recevant des massages connaîtraient sans doute des bénéfices de cette nature. Ces changements peuvent être liés à une activité vagale accrue par la stimulation du nerf vagal (l'un des douze nerfs du cerveau) qui renforce la relaxation, réduit les hormones anti-stress, ralentit le rythme cardiaque et augmente la vigilance. Lorsque l'activité vagale ralentit le système nerveux, le sujet se trouve dans un état de relaxation plus alerte qui lui donne une sensation de bien-être. Il a aussi de meilleures performances, un meilleur sommeil, et tombe moins souvent malade. Cela tient à la chute des hormones anti-stress et au renforcement de la fonction immunitaire qui en résulte.

D'autres résultats peuvent être spécifiques au trouble lui-même, et nous ne pouvons sans doute pas extrapoler sur eux. Par exemple, l'enfant prématuré a besoin de prendre du poids, alors qu'un enfant à terme n'en a pas besoin, et une mère souffrant de post-partum n'a sans doute pas envie de prendre du poids par le biais du massage. Chez l'enfant prématuré, l'augmentation de l'activité vagale qui accompagne le massage fait monter les hormones favorisant l'absorption de la nourriture comme le glucose (une branche du nerf vagal stimule cette libération d'hormones absorbant la nourriture dans l'appareil gastro-intestinal, ce qui peut permettre au prématuré de prendre du poids). Cela ne semble pas s'appliquer aux nourrissons à terme, sans doute parce qu'ils sont déjà à leur poids optimal. Par ailleurs, les patients souffrant d'asthme ont besoin de mieux respirer, et un effet secondaire du massage thérapeutique est une meilleure respiration, sans doute là encore du fait d'une activité accrue du nerf vagal, qui a pour effet d'apaiser le système nerveux central. Dans toutes ces études sur le massage thérapeutique, nous avons tenté d'altérer chaque trouble de façon spécifique.

Les instituts de recherche sur le toucher ont d'autres projets en cours, utilisant la thérapie par le toucher pour le cancer, les comas et la dystrophie musculaire chez les enfants, l'acné chez les adolescents, le syndrome du canal carpien et le psoriasis chez les adultes. Nous espérons obtenir d'autres résultats aussi positifs, parce que nombreuses sont les personnes à souffrir de l'un ou l'autre de ces troubles, et parce que nous pourrions tous bénéficier d'un peu moins de stress. Comme il l'a été dans d'innombrables cultures au cours des siècles, le massage thérapeutique devrait sans doute revenir en tête des priorités de santé, avec le régime et l'exercice. Après tout, chacun apprécie une petite thérapie par le toucher…

NOTES

INTRODUCTION

1. G.C. Anderson, « Touch and the Kangaroo care method », *in* T.M. Field (dir.), *Touch in Early Development*, Mahwah, New Jersey, Lawrence Erlbaum, 1995, p. 35-51.

2. T.M. Field, E. Ignatoff, S. Stringer, J. Brennan, R. Greenberg, S. Widmayer, G. Anderson, « Nonnutritive sucking during tube feedings. Effects on preterm neonates in an Intensive Care Unit », *Pediatrics*, 70 (3), 1982, p. 381-384.

3. T.M. Field, S. Schanberg, F. Scafidi, C. Bower, N. Vega-Lahr, R. Garcia, J. Nystrom, C. Kuhn, « Tactile/kinesthetic stimulation effects on preterm neonates », *Pediatrics*, 77 (5), 1986, p. 654-658.

4. S. Schanberg, « Genetic basis for touch effects », *in* T.M. Field (dir.), *Touch in Early Development*, *op. cit.*, p. 211-229.

5. T.M. Field, J. Harding, B. Soliday, D. Lasko, N. Gonzalez, C. Valdeon, « Touching in infant, toddler and preschool nurseries », *Early Child Development and Care*, 98, 1994, p. 113-120.

CHAPITRE PREMIER

Le besoin de toucher

1. F. Settle, « My experience in a Romanian orphanage », *Massage Therapy Journal*, automne 1991, p. 64-72.

2. T.M. Field, J. Harding, B. Soliday, D. Lasko, N. Gonzalez, C. Valdeon, « Touching in infant, toddler and preschool nurseries », *Early Child Development and Care*, 98, 1994, p. 113-120.

3. A. Montagu, *Touching. The Human Significance of the Skin*, New York, Harper & Row, 1986, p. 270.

4. H. Bloch, « Learning by mouth in the first months of life », article présenté à la Conférence internationale sur les études pédiatriques, Brighton, Angleterre, 2000.

5. T.M. Field, S. Howell, « Touching teaches, nurtures children », *Parent's News*, 17, 1992, p. 20.

6. N.M. Henley, « The politics of touch », *in* P. Brown (dir.), *Radical Psychology*, New York, Colophon Books, 1973, p. 420-433.

7. J. Jorgenson, « Therapeutic use of companion animals in health care », *Journal of Nursing Scholarship*, 29, 1996, p. 249-254.

8. S. Schanberg, T.M. Field, « Sensory deprivation stress and supplemental stimulation in the rat pup and preterm human neonate », *Child Development*, 58, 1987, p. 1431-1447.

9. E. Tronick, G.A. Morelli, S. Winn, « Multiple caretaking of Efe (pygmy) infants », *American Anthropologist*, 89, 1987, p. 96-106.

10. S.M. Jourard, « An exploratory study of body accessibility », *British Journal of Social and Clinical Psychology*, 5, 1966, p. 221-231.

11. T.M. Field, « Preschoolers in America are touched less and are more aggressive than preschoolers in France », *Early Child Development and Care*, 151, 1999, p. 11-17.

12. T.M. Field, « American adolescents touch each other less and are more aggressive toward their peers as compared with French adolescents », *Adolescence*, 34, 1999, p. 753-758.

13. J. Older, *Touching Is Healing*, New York, Stein & Day, 1982, p. 86.

14. *Ibid.*, p. 129.

15. *Ibid.*, p. 196.

16. A. Montagu, *Touching*, *op. cit.*, p. 270.

17. J. Older, *Touchin Is Healing*, *op. cit.*, p. 179.

18. *Ibid.*, p. 165.

19. *Ibid.*, p. 181.
20. T.M. Field, « Massage therapy effects », *American Psychologist*, 53, 1998, p. 1270-1281.

CHAPITRE II
Toucher pour communiquer

1. A. Montagu, *Touching. The Human Significance of the Skin*, New York, Harper & Row, 1986, p. 340 (trad. fr. *La Peau et le Toucher. Un premier langage*, Paris, Seuil, 1979).
2. *Ibid.*, p. 341.
3. T.M. Field, « American adolescents touch each other less and are more aggressive toward their peers as compared with French adolescents », *Adolescence*, 34, 1999, p. 753-758.
4. J. Douglas, « Pioneering a non-western psychology », *Science News*, 113, 1978, p. 154-158.
5. J.W. Prescott, D. Wallace, « Developmental sociobiology and the origins of aggressive behavior », article présenté au 21e Congrès international de psychologie, Paris, 18-25 juillet 1976.
6. M. Mead, *Sex and Temperament in Three Primitive Societies*, New York, William Morrow, 1935, p. 40-41 (trad. fr. *Mœurs et sexualité en Océanie*, Paris, Pocket, 2001).
7. M.J. Konner, « Maternal care, infant behavior and development among the !Kung », *in* R.B. Lee, I. DeVore (dir.), *Kalahari Hunter-Gatherers*, Cambridge, Mass., Harvard University Press, 1976, p. 219-245.
8. A. Montagu, *Touching. The Human Significance of the Skin*, *op. cit.*, p. 358.
9. *Ibid.*, p. 359.
10. A.R. Radcliffe-Brown, *The Adaman Islanders*, Cambridge, Cambridge University Press, 1933, p. 117.
11. S. Cohen, *The Magic of Touch*, New York, Harper & Row, 1987, p. 146.
12. S.M. Jourard, « An exploratory study of body accessibility », *British Journal of Social and Clinical Psychology*, 5, 1966, p. 221-231.
13. A. Montagu, « Animadversions on the development of a theory of touch », *in* T.M. Field (dir.), *Touch in Early Development*, Mahwah (NJ), Lawrence Erlbaum Associates, 1995, p. 1-10.
14. J. Older, *Touching is Healing*, New York, Stein & Day, 1982, p. 161.

15. R. Heslin, M.L. Patterson, *Nonverbal Behavior and Social Psychology*, New York, Plenum, 1982.

16. A. Crusco, C.G. Wetzel, « Touch », *Journal of Personality and Social Psychology*, 10, 1973, p. 21-29.

17. J.A. Fisher, M. Rytting, R. Heslin, « Affective and evaluative effects of an interpersonal touch », *Sociometry*, 39, 1976, p. 416-421.

18. J.A. Fischer, S.J. Gallant, « Effect of touch on hospitalized patients », *in* N. Gunzenhauser, T.B. Brazelton, T.M. Field (dir.), *Advances in Touch*, New Jersey, Johnson & Johnson, 1990, p. 141-147.

19. S.M. Jourard, « An exploratory study of body accessibility », art. cité.

20. N. Henley, *Body Politics. Power, Sex and Nonverbal Communication*, Englewood Cliffs, New Jersey, Prentice-Hall, 1977.

21. B. Major, « Gender and status patterns in social touch. The impact of setting and age », *in* N. Gunzenhauser, T.B. Brazelton, T.M. Field (dir.), *Advances in Touch*, *op. cit.*, p. 148-154.

22. S.M. Jourard, « An exploratory study of body accessibility », art. cité.

23. M. Cigales, T.M. Field, Z. Hossain, M. Pelaez-Nogueras, J. Gewirtz, « Touch among children at nursery school », *Early Child Development and Care*, 126, 1996, p. 101-110.

24. J. Triplett, S. Arneson, « The use of verbal and tactile comfort to alleviate distress in young hospitalized children », *Research in Nursing and Health*, 2, 1979, p. 22.

25. A. Montagu, *Touching. The Human Significance of the Skin*, *op. cit.*, p. 393.

26. S. Cohen, *The Magic of Touch*, *op. cit.*, p. 49.

27. A.P. Kennedy, S. Dean, *Touching for Pleasure*, Chatsworth, Californie, Chatsworth Press, 1986.

28. P.M. O'Neil, K.S. Calhoun, « Sensory deficits and behavioral deterioration in senescence », *Journal of Abnormal Psychology*, 84, 1975, p. 579-582.

29. G. Luce, *Your Second Life*, New York, Basic Books, 1979.

30. J. Lynch, *The Broken Heart*, New York, Basic Books, 1977.

31. T.M. Field, M. Hernandez-Reif, O. Quintino, S. Schanberg, C. Kuhn, « Elder retired volunteers benefit from

giving massage therapy to infants », *Journal of Applied Gerontology*, 17, 1998, p. 229-239.

CHAPITRE III

Toucher pour se développer

1. S. Levine, « Plasma-free corticosteroid response to electric shock in rats stimulated in infancy », *Science*, 135, 1962, p. 795-796.

2. V. Dennenberg, *in* N. Gunzenhauser, T.B. Brazelton, T.M. Field (dir.), *Advances in Touch*, Skillman (NJ), Johnson & Johnson, 1990, p. 3-10.

3. M.J. Meaney, D.H. Aitken, S. Bhatnagar, S.R. Bodnoff, J.B. Mitchell, A. Sarrieau, « Neonatal handling and the development of the adrenocortical response to stress », *in* N. Gunzenhauser, T.B. Brazelton, T.M. Field (dir.), *Advances in Touch*, *op. cit.*, p. 11-21.

4. T.M. Field, « Massage therapy effects », *American Psychologist*, 53, 1998, p. 1270-1281.

5. Modi, Neena *et al.*, étude MRI en cours.

6. H. Harlow, R.R. Zimmerman, « The development of affectional responses in infant monkeys », *Proceedings, American Philosophical Society*, 102, 1958, p. 501-509.

7. S.J. Suomi, « Touch and the immune system in rhesus monkeys », *in* T.M. Field (dir.), *Touch in Early Development*, Mahwah (NJ), Lawrence Erlbaum Associates, 1995, p. 89-103.

8. *Ibid.*

9. Communication personnelle de Jean-Pierre Lecanuet.

10. K. Uvnas-Moberg, « Neuroendocrinology of the mother-child interaction », *Trends in Endocrinology and Metabolism*, 7, 1996, p. 126-131.

11. T.M. Field, M. Hernandez-Reif, S. Hart, H. Theakston, S. Schanberg, C. Kuhn, I. Burman, « Pregnant women benefit from massage therapy », *Journal of Psychosomatic Obstetrics and Gynecology*, 20, 1999, p. 31-38.

12. F. Leboyer, *Pour une naissance sans violence*, Paris, Seuil, coll. « Points », 2001.

13. M. Klaus, « Touching during and after chilbirth », *in* T.M. Field (dir.), *Touch in Early Development*, *op. cit.*, p. 19-33 ; J. Kennell, « Doula-mother and parent-infant contact », *in* N. Gunzenhauser, T.B. Brazelton, T.M. Field

(dir.), *Advances in Touch*, New Jersey, Johnson & Johnson, 1990, p. 53-61.

14. T.M. Field, M. Hernandez-Reif, S. Taylor, O. Quintino, I. Burman, « Labor pain is reduced by massage therapy », *Journal of Psychosomatic Obstetrics and Gynecology*, 18, 1997, p. 286-291.

15. T.M. Field, N. Grizzle, F. Scafidi, S. Schanberg, « Massage and relaxation therapies' effects on depressed adolescent mothers », *Adolescence*, 31, 1996, p. 903-911.

16. N.A. Jones, T.M. Field, « Massage and music therapies attenuate frontal EEG asymmetry in depressed adolescents », *Adolescence*, 34, 1999, p. 529-534.

17. J. Kennel, « Doula-mother and parent-infant contact », art. cité, p. 57.

18. M. Klaus, J. Kennell, *Parent-Infant Bonding*, 2e éd., Saint Louis, Mosby, 1982.

19. J. Kennell, « Doula-mother and parent-infant contact », art. cité, p. 59.

20. M. Kaitz, P. Lapidot, R. Bronner, A.I. Eidelman, « Parturient women can recognize their infants by touch », *Developmental Psychology*, 28, 1992, p. 35-39.

21. M. Kaitz, S. Shiri, S. Danziger, Z. Hershko, A.I. Eidelman, « Fathers can also recognize their newborns by touch », *Infant Behavior and Development*, 17, 1994, p. 205-207.

22. M. Kaitz, « Recognition of familiar individuals by touch », *Physiology and Behavior*, 52, 1992, p. 565-567.

23. M. Shirley, « A behavior syndrome characterizing prematurely-born children », *Child Development*, 10, 1939, p. 115-128.

24. T.M. Field, D. Sandberg, T.A. Quetel, R. Garcia, M. Rosario, « Effects of ultrasound feedback on pregnancy anxiety, fetal activity and neonatal outcome », *Obstetrics and Gynecology*, 66, 1985, p. 525-528.

25. S.M. Abrams, T.M. Field, F. Scafidi, M. Prodromidis, « Newborns of depressed mothers », *Infant Mental Health Journal*, 16, 1995, p. 231-237.

26. B. Lundy, T.M. Field, M. Cigales, A. Cuadra, J. Pickens, « Vocal and facial expression matching in infants of mothers with depressive symptoms », *Infant Mental Health Journal*, 18, 1997, p. 265-273.

27. M. Hernandez-Reif, « Perception of newborns », article présenté à la Conférence internationale sur les études pédiatriques, Brighton, Grande-Bretagne, 2000.

28. N.A. Jones, T.M. Field, N.A. Fox, M. Davalos, B. Lundy, S. Hart, « Newborns of mothers with depressive symptoms are physiologically less developed », *Infant Behavior and Development*, 21, 1998, p. 537-541.

29. J. Dieter, T.M. Field, N.A. Jones, J.-P. Lecanuet, M. Hernandez-Reif, F.A. Salman, « Maternal depression and increased fetal activity », *Obstetrics and Gynecology*, 2001.

30. B.L. Lundy, N.A. Jones, T. Field, G. Nearing, M. Davalos, P. Pietro, S. Schanberg, C. Kuhn, « Prenatal depression effects on neonates », *Infant Behavior and Development*, 22, 1999, p. 121-137.

31. B.L. Lundy, T. Field, A. Cuadra, G. Nearing, M. Cigales, M. Hashimoto, « Mothers with depressive symptoms touching newborns », *Early Development and Parenting*, 5, 1996, p. 129-134.

32. M. Klaus, J. Kennell, *Parent-Infant Bonding*, *op. cit.*

33. M.A. Hofer, « Infant separation responses and the maternal role », *Biological Psychiatry*, 10, 1975, p. 149-153.

34. A.W. Gottfried, « Environment of newborn infants in special care units », *in* A.W. Gottfried, J.L. Gaiter (dir.), *Infants Stress Under Intensive Care. Environmental Neonatology*, Baltimore, University Park Press, 1984, p. 28-41.

35. T.M. Field, E. Goldston, « Pacifying effects of nonnutritive sucking on term and preterm neonates during heelstick procedures », *Pediatrics*, 74, 1984, p. 1012-1015.

36. T.M. Field, S.M. Schanberg, F. Scafidi, C.R. Bauer, N. Vega-Lahr, R. Garcia, J. Nystrom, C.M. Kuhn, « Tactile/kinesthetic stimulation effects on preterm neonates », *Pediatrics*, 77, 1986, p. 654-658.

37. M. Neal, « Vestibular stimulation and developmental behavior of the small, premature infant », *Nursing Research Reports*, 3, 1968, p. 2-5.

38. D. Freedman, H. Boverman, N. Freedman, « Effects of kinesthetic stimulation on weight gain and on smiling in premature infants », article présenté à l'American Orthopsychiatric Association, San Francisco, 1996.

39. P.B. Rausch, « Effects of tactile and kinesthetic stimulation on premature infants », *Journal of Obstetrics, Gynecology and Neonatal Nursing*, 10, 1981, p. 34 ; J. White, R. LaBarbara, « The effects of tactile and kinesthetic stimulation on neonatal development in the premature infant », *Developmental Psychobiology*, 9, 1976, p. 569-577.

40. A.F. Korner, E.M. Ruppel, J.M. Rho, « Effects of water

beds on the sleep and mobility of theophylline-treated preterm infants », *Pediatrics*, 70, 1982, p. 864-869.
41. E.B. Thoman, E.W. Ingersoll, « Prematures do like the breathing bear », affiche présentée à la Conférence internationale des études pédiatriques, Washington, 1988.
42. M.A. Hofer, « Infant separation responses and the maternal role », art. cité.
43. L. Salk, « The effects of the normal heartbeat sound on the behavior of the newborn infant. Implications for mental health », *World Mental Health*, 12, 1960, p. 1-8.
44. T.M. Field, E. Ignatoff, S. Stringer, J. Brennan, R. Greenberg, S. Widmayer, G. Anderson, « Nonnutritive sucking during tube feedings. Effects on preterm neonates in an ICU », *Pediatrics*, 70 (3), 1982, p. 381-384.
45. T.M. Field, R. Woodson, R. Greenberg, D. Cohen, « Discrimination and imitation of facial expressions by neonates », *Science*, 218, 1982, p. 179-181.
46. G.C. Anderson, « Touch and the kangaroo care method », *in* T.M. Field (dir.), *Touch in Early Development*, *op. cit.*, p. 35-51.
47. R. Barr, « Reduction of infant crying by parent carrying », *in* N. Gunzenhauser, T.B. Brazelton, T.M. Field (dir.), *Advances in Touch*, *op. cit.*, p. 105-116.
48. E.Z. Tronick, « Touch in mother-infant interaction », *in* T.M. Field (dir.), *Touch in Early Development*, *op. cit.*, p. 53-65.
49. *Ibid.*
50. A. Montagu, « Animadversions on the development of a theory of touch », *in* T.M. Field (dir.), *Touch in Early Development*, *op. cit.*, p. 1-10.
51. *Ibid.*
52. A. Montagu, *Touching. The Human Significance of the Skin*, New York, Harper & Row, 1986, p. 204 (trad. fr. *La Peau et le Toucher. Un premier langage*, Paris, Seuil, 1979).
53. D. Morris, *Intimate Behavior*, New York, Bantam, 1973.
54. A. Landers, « Sex. Why women feel short-changed », *Family Circle*, juin 1985, p. 131-132.
55. W. Masters, V. Johnson, *Human Sexual Inadequacy*, Boston, Little, Brown, 1970, p. 75 (trad. fr. *Les Mésententes sexuelles et leur traitement*, Paris, Laffont, 1971).
56. S. Schanberg, « The genetic basis for touch effects », *in* T.M. Field (dir.), *Touch in Early Development*, *op. cit.*, p. 67-79.

CHAPITRE IV

La privation de contact physique

1. E.R. Shipp, « A puzzle for parents. Good touching or bad ? », *New York Times*, octobre 1984, C1, C12.

2. A. Montagu, « Animadversions on the development of a theory of touch », *in* T.M. Field (dir.), *Touch in Early Development*, Mahwah (NJ), Lawrence Erlbaum Associates, 1995, p. 1-10.

3. T.M. Field, J. Harding, B. Soliday, D. Lasko, N. Gonzalez, C. Valdeon, « Touching in infant, toddler and preschool nurseries », *Early Child Development and Care*, 98, 1994, p. 113-120.

4. K.J. Gergen, M.M. Gergen, W.H. Barton, « Deviance in the dark », *Psychology Today*, octobre 1973, p. 129-130.

5. T.M. Field, C. Morrow, C. Valdeon, S. Larson, C. Kuhn, S. Schanberg, « Massage therapy reduces anxiety in child and adolescent psychiatric patients », *Journal of the American Academy of Child and Adolescent Psychiatry*, 31, 1992, p. 125-131.

6. J. Howard, *Please Touch*, New York, Bantam, 1970 ; G. Davis, *Touching*, Garden City Park, Avery Publishing Group, 1971.

7. C.R. Rogers, *Carl Rogers on Encounter Groups*, New York, Harper & Row, 1973, p. 146 ; J.R. Gibb, « The effects of human relations training », *in* A.E. Bergin, S.L. Garfield (dir.), *Handbook of Psychotherapy and Behavior Change*, New York, Wiley, 1970, p. 2114-2176.

8. J.H. Prescott, « Early somatosensory deprivation as an ontogenic process in the abnormal development of the brain and behavior », *in* E.I. Goldsmith, J. Moor-Jankowski (dir.), *Medical Primatology*, New York, Karger, 1971, p. 1-20.

9. C.M. Heinicke, I. Westheimer, *Brief Separations*, New York, International University Press, 1965, p. 12.

10. T.M. Field, M. Reite, « Children's responses to separation from mother during the birth of another child », *Child Development*, 55, 1984, p. 1308-1316 ; T.M. Field, « Young children's adaptations to repeated separations from their mothers », *Child Development*, 62, 1991, p. 539-547.

11. S.J. Suomi, « Touch and the immune system in rhesus monkeys », *in* T.M. Field (dir.), *Touch in early development*, *op. cit.*, p. 89-103.

12. *Ibid.*

13. *Ibid.*

14. G. Ironson, T. Field, F. Scafidi, M. Hashimoto, M. Kumar, A. Kumar, A. Price, A. Goncalves, I. Burman, C. Tetenman, R. Patarca, M.A. Fletcher, « Massage therapy is associated with enhancement of the immune system's cytotoxic capacity », *International Journal of Neuroscience*, 84, 1996, p. 205-217.

15. M. Reite et J. Capitanio, « On the nature of social separation and social attachment », *in* M. Reite, T.M. Field (dir.), *The Psychology of Attachment and Separation*, Orlando, Academic Press, 1985, p. 232-249.

16. T.M. Field, M. Reite, « Children's responses to separation from mother during the birth of another child », art. cité ; T.M. Field, « Young children's adaptations to repeated separations from their mothers », art. cité.

17. T.M. Field, N. Grizzle, F. Scafidi, S. Abrams, S. Richardson, « Massage therapy for infants of depressed mothers », *Infant Behavior and Development*, 19, 1996, p. 109-114.

18. S. Schanberg, « The genetic basis for touch effects », *in* T.M. Field (dir.), *Touch in Early Development*, *op. cit.*, p. 67-79.

19. *Ibid.*

20. G.F. Powell, J.A. Brasel, R.M. Blizzard, « Emotional deprivation and growth retardation stimulating ideopathic hypopituarism », *New England Journal of Medicine*, 176, 1967, p. 1271-1278.

21. E.M. Widdowson, « Mental contentment and physical growth », *Lancet*, 1, 1951, p. 1316-1318.

22. A. Montagu, « Animadversions on the development of a theory of touch », art. cité.

23. J. Older, *Touching is Healing*, New York, Stein & Day, 1982, p. 49.

24. R. Spitz, « Hospitalism », *Psychoanalytic Study of the Child*, 1, 1945, p. 53-74.

25. W. Dennis, *Children of the Creche*, New York, Penguin, 1973.

26. W. Dennis, « Psychological response of patients with acute leukemia to germ-free environments », *Cancer, Journal of the American Cancer Society*, 40, 1977, p. 871-879 ; E.J. Susman, A.R. Hollenbeck, E.D. Nannis, B.E. Strope, S.P. Hersh, A.S. Levine, P.A. Pizzo, « A prospective naturalistic study of the impact of an intensive medical treatment on the social behavior of child and adolescent cancer patients », *Journal of Applied Developmental Psychology*, 2, 1981, p. 29-47.

27. A. Montagu, *Touching. The Human Significance of the Skin*, New York, Harper & Row, 1986, p. 266.
28. J. Older, *Touching is Healing*, *op. cit.*, p. 79.
29. *Ibid.*
30. N. Waal, « A special technique of psychotherapy with an autistic child », *in* G. Caplan (dir.), *Emotional Problems of Early Childhood*, New York, Basic Books, 1955, p. 443-444.
31. A. Escalona, T.M. Field, R. Singer-Strunck, C. Cullen, K. Hartshorn, « Autism symptoms decrease following massage therapy », *Journal of Autism and Development*, 2001.
32. T.M. Field, D. Lasko, P. Mundy, T. Henteleff, S. Talpins, M. Dowling, « Children with autism have improved attentiveness and responsivity after massage therapy », *Journal of Autism and Developmental Disorders*, 27, 1997, p. 333-338.
33. M.J. Rosenthal, « Psychosomatic study of infantile eczema », *Pediatrics*, 10, 1952, p. 581-593.
34. J. Older, *Touching is Healing*, *op. cit.*, p. 176.
35. A. Montagu, *Touching. The Human Significance of the Skin*, *op. cit.*, p. 282.
36. T.M. Field, T. Henteleff, M. Hernandez-Reif, E. Martinez, K. Mavunda, C. Kuhn, S. Schanberg, « Children with asthma have improved pulmonary functions after massage therapy », *Journal of Pediatrics*, 132, 1998, p. 854-858 ; L. Schachner, T.M. Field, M. Hernandez-Reif, A.M. Duarte, J. Krasnegor, « Atopic dermatitis symptoms decreased in children following massage therapy », *Pediatric Dermatology*, 15, 1998, p. 390-395.
37. J. Older, *Touching is Healing*, *op. cit.*, p. 167.
38. *Ibid.*
39. A.S. Kraus, A.M. Lillienfeld, « Some epidemiological aspects of the high mortality rate in the young widowed group », *Journal of Chronic Diseases*, 1, 1959, p. 207-217.
40. H. Carter, P.C. Glick, *Massage and Divorce : A Social and Economic Study*, Cambridge, Harvard University Press, 1970.
41. J. Older, *Touching is Healing*, *op. cit.*, p. 167.
42. J. Burke, « Touch and wellness », *Touchpoint Newsletter*, 1, automne 1993, p. 3.

CHAPITRE V

Les messages du toucher vers le cerveau

1. A. Montagu, *Touching. The Human Significance of the Skin*, New York, Harper & Row, p. 128 et p. 366 (trad. fr. *La Peau et le Toucher. Un premier langage*, Paris, Seuil, 1979).

2. A. Montagu, « Animadversions on the development of a theory of touch », *in* T.M. Field (dir.), *Touch in Early Development*, Mahwah, Lawrence Erlbaum, 1995, p. 5.

3. *Ibid.*, p. 7.

4. R.W. Cholewiak, A.A. Collins, *in* M.A. Heller, W. Schiff (dir.), *The Psychology of Touch*, Hillsdale, Lawrence Erlbaum, 1991, p. 24.

5. *Ibid.*, p. 27.

6. J.C. Stephens, « Thermal Sensivity », *in* M.A. Heller, W. Schiff, *The Psychology of Touch*, *op. cit.*, p. 62.

7. *Ibid.*, p. 63.

8. C. Sherrick, « Vibrotactile pattern perception : Some findings and applications », *in* M.A. Heller, W. Schiff, *The Psychology of Touch*, *op. cit.*, p. 199.

9. *Ibid.*, p. 199.

10. K. Oller, « Tactile hearing for deaf children », *in* N. Gunzenhauser, T.B. Brazelton, T.M. Field (dir.), *Advances in Touch*, Skillman (NJ), Johnson & Johnson, 1990, p. 117.

11. R. Melzack, « The McGill Pain Questionnaire : Major properties and scoring methods », *Pain*, 1, 1975, p. 227-300.

12. R. Melzack, P.D. Wall, *The Challenge of Pain*, Londres, Penguin, 1988.

13. T.M. Field, G. Ironson, T. Nawrocki, N. Fox, F. Scafidi, I. Burman, S. Schanberg, C. Kuhn, « Massage therapy reduces anxiety and enhances EEG pattern of alterness and math computations », *International Journal of Neuroscience*, 86, 1996, p. 197-205.

CHAPITRE VI

Les thérapies par le toucher

1. D.M. Eisenberg, R.C. Kessler, C. Foster, F.E. Norlock, D.R. Calkins, T.L. Delbanco, « Unconventional medicine in the United States. Prevalence, costs, and patterns of use », *New England Journal of Medicine*, janvier 1993, p. 346-352.

2. L. Wolfson, R. Whipple, C. Derby, J. Judge, M. King,

P. Amerman, J. Schmidt, D. Smyers, « Balance and strength training in older adults. Intervention gains and *tai chi* maintenance », *Journal of the American Geriatrics Society*, 44, 1996, p. 498-506 ; A.E. Kirsteins, F. Dietz, S.M. Hwang, « Evaluating the safety and potential use of a weight-bearing exercise, *tai chi chuan*, for rheumatoid arthritis patients », *American Journal of Physical Medicine and Rehabilitation*, 70, 1991, p. 136-141 ; S.K. Tse, D.M. Bailey, « *Tai chi* and postural control in the well elderly », *American Journal of Occupational Therapy*, 46, 1998, p. 295-300.

3. K. Hartsborn, J. Delage, T.M. Field, L. Olds, « Senior citizens benefit from movement therapy », *Journal of Body Work and Movement Therapies*, 5, 2001, p. 1-5 ; M. Hernandez-Reif, T.M. Field, E. Thimas, « Attention deficit hyperactivity disorder benefit from *tai chi* », *Journal of Body Work and Movement Therapies*, 5, 2001, p. 120-123.

4. T. Namikoshi, *Shiatsu. Japanese Finger Pressure Therapy*, New York, Japan Publications, 1994.

5. D. Eisenberg, *Encounters with Qi. Exploring Chinese Medicine*, New York, Norton, 1985.

6. G. Ironson, T. Field, F. Scafidi, M. Hashimoto, M. Kumar, A. Kumar, A. Price, A. Goncalves, I. Burman, C. Tetenman, R. Patarca, M.A. Fletcher, « Massage therapy is associated with enhancement of the immune system's cytotoxic capacity », *International Journal of Neuroscience*, 84, 1996, p. 205-217.

7. G. Inkeles, *The New Massage*, New York, Pedigree Books, 1980.

8. G. Downing, *The Massage Book*, New York, Bookworks, 1972.

9. W. Reich, *L'Analyse caractérielle*, Paris, Payot, 1973 ; W. Reich, *La Fonction de l'orgasme*, Paris, L'Arche, 1970.

10. S. Cohen, *The Magic of Touch*, New York, Harper & Row, 1987, p. 105.

11. *Ibid.*, p. 115.

12. D. Ackerman, *A Natural History of the Senses*, New York, Vintage, 1990, p. 119 (trad. fr. *Le Livre des sens*, Paris, Grasset, 1991).

13. J. Older, *Touching Is Healing*, *op. cit.*, p. 251.

14. E. Anisfeld, V. Casper, M. Nozyce, N. Cunningham, « Does infant carrying promote attachment ? An experimental study of the effects of increased physical contact on the development of attachment », *Child Development*, 61, 1990, p. 1617-1627.

15. B. Lozoff, G. Buttenham, « Infant Care. Cache or Cassy », *Journal of Pediatrics*, 95, 1979, p. 478-483.

16. T.M. Field, E. Goldson, « Pacifying effects of non-nutritive sucking on term and preterm neonates during heelstick procedures », *Pediatrics*, 74, 1984, p. 1012-1015.

17. S. Cohen, *The Magic of Touch*, New York, Harper & Row, 1987, p. 35.

CHAPITRE VII

Le massage des bébés

1. V.S. McClure, *Infant Massage*, New York, Bantam, 1989 ; A.D. Auckett, *Baby Massage*, New York, Newmarket Press, 1981.

2. R. Grossman, *The Other Medicines. An Invitation to Understanding and Using Them for Health and Healing*, Garden City, Doubleday, 1985.

3. D. Eisenberg, *Encounters with Qi. Exploring Chinese Medicine*, New York, Norton, 1985.

4. K.E. Barnard, H.L. Bee, « The impact of temporally patterned stimulation on the development of preterm infants », *Child Development*, 54, 1983, p. 1156-1167 ; P.B. Rausch, « Neurophysiological development in premature infants following stimulation », *Development Psychology*, 13, 1981, p. 69-76 ; N. Solkoff, D. Matuszak, « Tactile stimulation and behavioral development among low-birthweight infants », *Child Psychiatry and Human Development*, 6, 1975, p. 33-37 ; J.L. White, R.C. LaBarba, « The effects of tactile and kinesthetic stimulation on neonatal development in the premature infant », *Developmental Psychobiology*, 6, 1976, p. 569-577.

5. K.J. Ottenbacher, L. Muller, D. Brandt, A. Heintzelmaan, P. Hojem, P. Sharpe, « The effectiveness of tactile stimulation as a form of early intervention. A quantitative evaluation », *Journal of Developmental and Behavioral Pediatrics*, 8, 1987, p. 68-76.

6. T.M. Field, S. Schanberg, S. Scafidi, C. Bower, N. Vega-Lahr, R. Garcia, J. Nystrom, C.M. Kuhn, « Tactile-kinesthetic stimulation effects on preterm neonates », *Pediatrics*, 77, 1986, p. 654-658.

7. *Ibid.*

8. S. Jinon, « The effect of infant massage on growth of the preterm infant », *in* C. Yarbes-Almirante, M. De Luma (dir.),

Increasing Safe and Successful Pregnancy, Pays-Bas, Elsevier Science, 1996, p. 265-269.

9. C. Tang, « Increased growth in preterm neonates following massage therapy », 2001.

10. S. Goldstein-Ferber, « Massage in premature infants », article présenté à la Conférence sur le développement infantile, Bar-Elon, Israël, 1997.

11. R.C. White-Traut, M.N. Nelson, « Maternally administered tactile, auditory, visual, and vestibular stimulation. Relationship to later interactions between mothers and premature infants », *Research in Nursing and Health*, 11, 1988, p. 31-39.

12. D. Acolet, X. Giannakoulopoulos, C. Bond, W. Weg, A. Clow, V. Glover, « Changes in plasma cortisol and catecholamine concentrations in response to massage preterm infants », *Archives of Disease in Childhood*, 68, 1993, p. 29-31.

13. S. Schanberg, T.M. Field, « Maternal deprivation and supplemental stimulation », *in* T.M. Field, P. McCabe, N. Schneiderman (dir.), *Stress and Coping across Development*, Hillsdale, Lawrence Erlbaum, 1988, p. 112-119.

14. K. Uvnas-Moberg, A.M. Widstrom, G. Marchine, J. Windberg, « Release of GI hormone in mothers and infants by sensory stimulation », *Acta Paediatrica Scandinavia*, 76, 1987, p. 851-860.

15. F. Scafidi, T.M. Field, A. Wheeden, S. Schanberg, C. Kuhn, R. Symanski, E. Zimmerman, E.S. Bandstra, « Cocaine exposed preterm neonates show behavioral and hormonal differences », *Pediatrics*, 97, 1996, p. 851-855.

16. F. Scafidi, T.M. Field, « Massage therapy improves behavior in neonates born to HIV positive mothers », *Journal of Pediatric Psychology*, 21, 1997, p. 889-897.

17. T. Field, M. Hernandez-Reif, S. Hart, H. Theakston, S. Seharberg, C. Kuhn, I. Burman, « Pregnant women benefit from massage therapy », *Journal of Psychosomatic Obstetrics and Gynecology*, 20, 1998, p. 31-38.

18. R. Hansen et G. Ulrey, « Motorically impaired infants : Impact of a massage procedure on care-giver-infant interactions », *Journal of the Multihandicapped Person*, 1, 1988, p. 61-68.

19. T.M. Field, N. Grizzle, F. Scafidi, S. Abrams, S. Richardson, « Massage therapy for infants or depressed mothers », *Infant Behavior and Development*, 19, 1996, p. 109-114.

20. K. Scholz, C.A. Samuels, « Neonatal bathing and massage intervention with fathers, behavioural effects 12 weeks

after birth of the first baby. The Sunraysia Australia Intervention Project », *International Journal of Behavioral Development*, 15, 1992, p. 67-81.

21. C. Cullen, T.M. Field, A. Escalona, K. Hartsborn, « Father-infant interactions are enhanced by massage therapy », *Early Child Development Care*, 164, 2001, p. 41-47.

22. T.M. Field, M. Hernandez-Reif, O. Quintino, S. Schanberg, C. Kuhn, « Elder retired volunteers benefit from giving massage therapy to infants », *Journal of Applied Gerontology*, 17, 1998, p. 229-239.

23. E. Campion, B. Berkman, T. Fulmer, « Failure to thrive in the elderly », Enquête hospitalière, rapport non publié, Faculté de médecine de Harvard.

24. J.R.M. Copeland, M.E. Dewey, N. Wood, R. Searle, I.A. Davidson, C. McWilliams, « Range of mental illness among the elderly in the community : Prevalence in Liverpool using the GMS-AGECAT package », *British Journal of Psychiatry*, 150, 1987, p. 815-823.

25. S.A. Gaylord, W.W.K. Zung, « Affective disorders among the aging », *in* L.L. Carstensen, B.A. Edelstein (dir.), *Handbook of Clinical Gerontology*, New York, Pergamon Books, 1987, p. 214-219.

26. F. Post, « Functional disorder II. Treatment and its relationship to causation », *in* R. Levy, F. Post (dir.), *The Psychiatry of Late Life*, Londres, Blackwell Scientific, 1982.

27. S.A. Gaylord, W.W.K. Zung, « Affective disorders among the aging », art. cité.

28. J.M. Grossberg, E.F. Alf Jr., « Interaction with pet dogs : effects on human cardiovascular response », *Journal of the Delta Society*, 1985, p. 20-27.

CHAPITRE VIII

Masser les enfants, les adolescents et les adultes

1. J. Older, *Touching Is Healing*, New York, Stein & Day, 1982, p. 86.

2. *Ibid.*, p. 90.

3. *Ibid.*, p. 92.

4. T.M. Field, G. Ironson, J. Pickens, T. Nawrocki, N. Fox, F. Scafidi, I. Burman, S. Schanberg, C. Kuhn, « Massage therapy reduces anxiety and enhances EEG pattern of alertness

and math computations », *International Journal of Neuroscience*, 86, 1996, p. 197-205.

5. T.M. Field, D. Lasko, P. Mundy, T. Henteleff, S. Talpins, M. Dowling, « Autistic children's attentiveness and responsivity improved after touch therapy », *Journal of Autism and Developmental Disorders*, 27 (3), 1996, p. 333-338.

6. A. Escalona, T.M. Field, R. Singer-Strunck, C. Cullen, K. Hartsborn, « Autism symptoms decrease following massage therapy », *Journal of Autism and Developmental Disability*, 2001.

7. T.M. Field, O. Quintino, M. Hernandez-Reif, G. Koslovsky, « Adolescents with attention deficit hyperactivity disorder benefit from massage therapy », *Adolescence*, 33, 1998, p. 103-108.

8. T.M. Field *et al.*, « Massage for abused and neglected children », données non publiées, 1994.

9. T.M. Field, S. Selligman, S. Scafidi, S. Schanberg, « Alleviating posttraumatic stress in children following Hurricane Andrew », *Journal of Applied Developmental Psychology*, 17, 1996, p. 37-50.

10. T.M. Field, C. Morrow, C. Valdeon, S. Larson, C. Kuhn, S. Schanberg, « Massage therapy reduces anxiety in child and adolescent psychiatric patients », *Journal of the American Academy of Child and Adolescent Psychiatry*, 31, 1992, p. 125-131.

11. T.M. Field, S. Schanberg, C. Kuhn, K. Fierro, T. Henteleff, C. Mueller, R. Ynado, S. Shaw, I. Burman, « Bulimic adolescents benefit from massage therapy », *Adolescence*, 33, 1998, p. 555-563.

12. T.M. Field, W. Sunshine, M. Hernandez-Reif, O. Quintino, S. Schanberg, C. Kuhn, I. Burman, « Chronic fatigue syndrome. Massage therapy effects on depression and somatic symptoms in chronic fatigue syndrome », *Journal of Chronic Fatigue Syndrome*, 3, 1997, p. 43-51.

13. C.L. Adcock, « Massage therapy in alcohol/drug treatment », *Alcoholism Treatment Quarterly*, 1, 1987, p. 87-101.

14. M. Hernandez-Reif, T.M. Field, S. Hart, « Smoking cravings are reduced by self-massage », *Preventive Medicine*, 28, 1999, p. 28-32.

15. T.M. Field, M. Hernandez-Reif, O. Quintino, S. Schanberg, C. Kuhn, « Elder retired volunteers benefit from giving massage therapy to infants », *Journal of Applied Gerontology*, 17, 1998, p. 229-239.

16. N.A. Jones, T.M. Field, « Right frontal EEG asymmetry

is attenuated by massage and music therapy », *Adolescence*, 34, 1999, p. 529-534.

17. T.M. Field, M. Hernandez-Reif, S. Taylor, O. Quintino, I. Burman, C. Kuhn, S. Schanberg, « Labor pain is reduced by massage therapy », *Journal of Psychosomatic Obstetrics and Gynecology*, 18, 1997, p. 286-291.

18. T.M. Field, M. Peck, S. Krugman, T. Tuchel, S. Schanberg, C. Kuhn, I. Burman, « Burn injuries benefit from massage therapy », *Journal of Burn Care and Rehabilitation*, 19, 1998, p. 241-244.

19. M. Hernandez-Reif, T.M. Field, S. Largie, S. Hart, M. Redzepi, B. Nieremberg, M. Peck, « Children's distress during burn treatments is reduced by massage therapy », *Journal of Burn Care and Rehabilitation*, 22, 2001.

20. T.M. Field, M. Peck, M. Hernandez-Reif, S. Krugman, I. Burman, L. Ozment-Schenck, « Postburn itching, pain and psychological symptoms are reduced by massage therapy », *Journal of Burn Care and Rehabilitation*, 21, 2000, p. 189-193.

21. M.I. Lepresle, C. Mechet, B. Debesse, « Postoperative pain after thoracotomy. A study of 116 patients », *Revue des maladies respiratoires*, 8, 1991, p. 213-218.

22. T.M. Field, M. Hernandez-Reif, S. Seligman, J. Krasnegor, W. Sunshine, R. Rivas-Chacon, S. Schanberg, « Juvenile rheumatoid arthritis patients benefit from massage therapy », *Journal of Pediatric Psychology*, 22, 1997, p. 607-617.

23. R. Melzack, P.D. Wall, *The Challenge of Pain*, Londres, Penguin, 1998.

24. M. Hernandez-Reif, T.M. Field, J. Dieter, B. Swerdlow, M. Diego, « Migraine headaches are reduced by massage therapy », *International Journal of Neuroscience*, 96, 1998, p. 1-11.

25. W. Sunshine, T.M. Field, S. Schanberg, O. Quintino, T. Kilmer, K. Fierro, L. Burman, M. Hashimoto, C. McBride, T. Henteleff, « Massage therapy and transcutaneous electrical stimulation effects on fibromyalgia », *Journal of Clinical Rhumatology*, 2, 1996, p. 18-22.

26. K. Puustjarvi, O. Airaksinen, P.J. Pontinen, « The effects of massage in patients with chronic tension headache », *Acupuncture and Electro-Therapeutic Research*, 15, 1990, p. 159-162.

27. M. Hernandez-Reif *et al.*, « Migraine headaches are reduced by massage therapy », art. cité.

28. M. Hernandez-Reif, T.M. Field, J. Krasnegor, H. Theakston, I. Burman, « Chronic lower back pain is

reduced and range of motion increased after massage therapy », *International Journal of Neuroscience*, 99, 2000, p. 1-15.

29. S.P. Weinrich, M.C. Weinrich, « The effect of massage on pain in cancer patients », *Applied Nursing Research*, 3, 1990, p. 140-145.

30. B.D. Naliboff, K.H. Tachiki, « Autonomic and skeletal muscles responses to nonelectrical cutaneous stimulation », *Perceptual and Motor Skills*, 72, 1991, p. 575-584.

31. B. Kaada, O. Torsteinbo, « Increase of plasma beta-endorphins in connective tissue », *General Pharmacology*, 20, 1989, p. 487-490.

32. R. Melzack, P.D. Wall, *The Challenge of Pain*, *op. cit.*

33. W. Sunshine, T.M. Field, S. Schanberg, O. Quintino, T. Kilmer, K. Fierro, L. Burman, M. Hashimoto, C. McBride, T. Henteleff, « Massage therapy and transcutaneous electrical stimulation effects on fibromyalgia », art. cité.

34. M. Hernandez-Reif, G. Ironson, T.M. Field, S. Largie, M. Diego, D. Mora, J. Bornstein, « Children with down syndrome improved in motor function and muscle tone following massage therapy », *Journal of Early Interventions*, 2001.

35. M. Hernandez-Reif, T.M. Field, S. Largie, M. Diego, N. Manigat, J. Seonanes, J. Bornstein, R. Waldman, « Cerebral Palsy symptoms in children decreased following massage therapy », *Journal of Early Intervention*, 2001.

36. M. Hernandez-Reif, T.M. Field, H. Theakston, « Multiple Sclerosis patients benefit from massage therapy », *Journal of Bodywork and Movement Therapies*, 2, 1998, p. 168-174.

37. M. Diego, M. Hernandez-Reif, T.M. Field, B. Brucker, S. Hart, I. Burman, « Spinal cord injury benefits from massage therapy », *Journal of Bodywork and Movement Therapies*, 2001.

38. T.M. Field, T. Henteleff, M. Hernandez-Reif, E. Martinez, K. Mavunda, C. Kuhn, S. Schanberg, « Children with asthma have improved pulmonary functions after massage therapy », *Journal of Pediatrics*, 132, 1998, p. 854-858.

39. T.M. Field, K.H. Shaw, A. LaGreca, « Massage therapy lowers blood glucose levels in children with diabetes mellitus », *Diabetes Spectrum*, 10, 1996, p. 237-239.

40. L. Schachner, T.M. Field, M. Hernandez-Reif, A. Duarte, J. Krasnegor, « Atopic dermatitis symptoms increase in children following massage therapy », *Pediatric Dermatology*, 15, 1998, p. 390-395.

41. R.G. Green, M.L. Green, « Relaxation increases salivary

immunoglobulin A », *Psychological Reports*, 61, 1987, p. 623-629.

42. S. Sims, « Slow stroke back massage for cancer patients », *Nursing Times*, 82, 1986, p. 47-50.

43. M. Hernandez-Reif, T.M. Field, G. Ironson, S. Weiss, G. Katz, « Breast cancer patients have improved immune functions following massage therapy », 2001.

44. D.A. Field, S. Miller, « Cosmetic breast surgery », *American Family Physician*, 45, 1992, p. 711-719.

45. G. Ironson, T.M. Field, F. Scafidi, M. Kumar, R. Patarca, A. Price, A. Goncalves, M. Hashimoto, A. Kumar, I. Burman, C. Tetenman, M.A. Fletcher, « Massage therapy is associated with enhancement of the immune system's cytotoxic capacity », *International Journal of Neuroscience*, 84, 1996, p. 205-218.

46. M. Diego, M. Hernandez-Reif, T.M. Field, L. Friedman, K. Shaw, « Massage therapy effects on immune function in adolescents with HIV », *International Journal of Neuroscience*, 106, 2001, p. 35-45.

TABLE

Composition : Facompo, Lisieux

Achevé d'imprimer sur rotative
par l'Imprimerie Darantiere à Dijon-Quetigny
en février 2003

Dépôt légal : février 2003
N° d'impression : 23-0148

Imprimé en France